高职高专"十三五"规划教材

医药职业道德

赵 静 段立华 主 编 刘丽芳 焦 明 副主编
胡玲玲 主 审

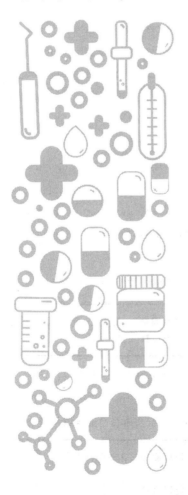

U0331470

化学工业出版社

·北京·

内 容 提 要

本书主要介绍中国传统中医药文化；医药职业道德基本知识；药品科研领域职业道德重要道德要求（实事求是、勇于创新），并进行药品科研典型案例学习与分析；药品生产领域职业道德重要道德要求（质量为本、精益求精）及药品生产典型案例剖析与思考；药品经营领域职业道德重要道德要求（文明经营、一诺千金）及药品经营典型案例剖析与思考；药学服务领域职业道德重要道德要求（急人所难、救死扶伤）及药学服务典型案例剖析与思考；最后进行医药职业道德践行，培养学生解决问题、沟通交流、团队协作等能力，增强自身修养，在实践中养成良好的职业道德和职业素养。

本教材适用于高职高专院校医药类各专业学生使用，也可以作为医药企业培训教材和医药专业技术人员的自学用书。

图书在版编目（CIP）数据

医药职业道德/赵静，段立华主编．—北京：化学
工业出版社，2020.10（2024.8重印）
 ISBN 978-7-122-37526-1

Ⅰ.①医…　Ⅱ.①赵…②段…　Ⅲ.①医药卫生人
员-职业道德　Ⅳ.①R192

中国版本图书馆 CIP 数据核字（2020）第 148805 号

责任编辑：蔡洪伟　　　　　　　　　　文字编辑：郝芯纱　陈小滔
责任校对：王素芹　　　　　　　　　　装帧设计：张　辉

出版发行：化学工业出版社（北京市东城区青年湖南街 13 号　邮政编码 100011）
印　　刷：北京云浩印刷有限责任公司
装　　订：三河市振勇印装有限公司
787mm×1092mm　1/16　印张 9　字数 216 千字　2024 年 8 月北京第 1 版第 6 次印刷

购书咨询：010-64518888　　　　　　　售后服务：010-64518899
网　　址：http://www.cip.com.cn
凡购买本书，如有缺损质量问题，本社销售中心负责调换。

定　　价：36.00 元　　　　　　　　　　　　　　　　版权所有　违者必究

前　言

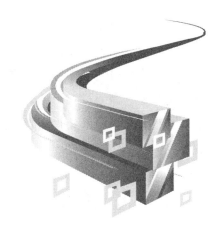

　　《中共中央关于制定国民经济和社会发展第十三个五年规划的建议》决定，把"健康中国"上升为国家战略。推动"健康中国"战略实施，需要提升食品药品生产安全水平和监管水平，更需要建设一支德才兼备的高素质医药人才队伍。医药类高校肩负着培养医药行业人才的重任，学校在加强学生知识和技能教育的同时，加强药品从业人员职业道德教育迫在眉睫。为贯彻落实"健康中国"战略，医药类高校应坚持以立德树人为根本，站在推动医药产业发展、保障人民群众用药安全的高度，进行社会主义核心价值观引领下的医药职业道德教育。在2016年12月全国高校思想政治工作会议上，习近平总书记强调要把思想政治工作贯穿教育教学全过程，特别是要"用好课堂教学这个主渠道"。进行课程思政改革，使医药职业道德融入学生生活、工作和精神世界，把培育和践行"药德"融入教书育人全过程。在此背景下进行《医药职业道德》教材的编写。

　　教材主要介绍中国传统中医药文化，医药职业道德基本知识，药品科研、药品生产、药品经营、药学服务等领域职业道德基本要求及典型案例，并设置医药职业道德践行章节，让学生树立正确的价值观，养成良好的职业道德，提升学生的就业竞争力和发展潜力等职业综合素养。

　　教材的编写充分考虑了高等职业教育的特点，将知识进行了项目化与任务化的细分。各个项目单元设有知识目标、能力目标、价值目标，其中价值目标体现了本项目的思政育人目的。正文内容设有情境导入、问题、案例、课堂讨论、知识拓展、活动体验、学习心得等栏目。其中学习心得要求学生根据所学知识进行深度思考，撰写感想体会，以达到知识由表入心的升华，真正实现课程思政育人的功能。教材附录中设有学习任务单，针对各任务重点环节进行实践设计，提高学生的学习主动性与积极性，体现高等职业教育"教学做"一体化的教学理念。

　　参加本书编写的人员有河北化工医药职业技术学院赵静（项目一、项目二、项目五、附录一、附录四、附录六及全书的统稿）、段立华（项目四、附录三、附录五）、刘丽芳（项目三、附录二）、焦明（项目六）。本书由河北化工医药职业技术学院胡玲玲主审。

　　石药集团有限公司贾建浩对本书部分内容进行了编写，并对编写提纲和部分内容提出修改建议，在此表示诚挚的感谢。

　　教材在编写过程中参考了有关著作、论文等资料，在此向有关专家和各位作者致以衷心的感谢。需要说明的是，尽管所有编写者都竭尽所能、精益求精，但是本教材仍然有一定提升空间，恳请广大读者对书中疏漏及不足之处提出宝贵意见，以期今后修订和提高。

编者

2020 年 7 月

目 录

项目一

医药职业道德与职业环境认知

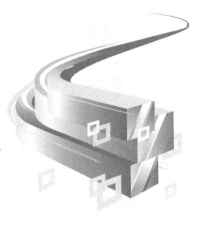

学习目标

[知识目标] 掌握医药职业道德含义、熟悉中国传统中医药文化、了解医药人的职业环境。

[能力目标] 能从传统中医药文化中提取优秀的医药职业道德，能解释我国医药职业道德的环境和发展方向。

[价值目标] 传承中国优秀传统中医药文化，树立以人为本、人道主义、为人类健康服务的道德意识。

情境导入

医药行业是关系到千千万万人身体健康与生命安全的特殊行业。古往今来，人们无不把医药视为仁慈之术，赋予医药以仁慈至善的精神内涵。药王孙思邈一生扶危济困，他在不朽之作《备急千金要方》中写有两篇文章《大医习业》和《大医精诚》。在这两篇文章中，他全面论述了医药人员思想品德、专业学习、对病人的态度、与同道的关系等一系列医药道德要求，系统提出了医药人员必须具备两个方面的基本准则："精"，即医术要精；"诚"，即品德要好，在品德修养上要安神定志，无欲无求，对病人富有同情心，一视同仁。这两篇文章是中国传统医药伦理思想形成过程中的重要文献，直到今日仍具有重要的指导意义。

任务一 认知中国传统中医药文化

问 题

丰富的中医药文化内涵既体现在中华民族的活动方式之中，也体现在中华民族的精神、观念形态和思维方式之中。在中国历史的长河中，伴随中国传统文化而生存、生长的中医药，几千年来，更是为人类的健康做出了巨大的贡献。

作为医药人，你心中的中国传统中医药文化是什么样的呢？

一、中医药文化的丰富内涵

文化是人类在社会历史实践过程中所创造的物质财富和精神财富的总和。社会文化包含传统文化、现代文化、外来文化和新生文化。中国传统文化是中国社会文化中的一个重要组成部分。

中华民族是一个古老的民族，中国传统文化是几千年来先民们艰苦创造、各族不断融合的结果。它历史悠久、内容丰富，在世界文化史上占有独一无二的地位。在被世界所赞誉的中国传统文化中就包含着屹立于世界医学当中的中医药文化。中国医药学是中国人民长期与疾病进行斗争从而得到丰富经验的具有总结性质的学科，中国传统文化的构建和发展也同样受到了它的深刻影响，由此可见中医药文化的重要地位。

中医药文化是文化的一种，具备文化的共性，中医药文化又植根于中国传统文化土壤中，它继承了中国传统文化并赋予其中医药特色。

原始社会时期，人类社会在生产生活中产生了医药活动，中医药文化逐步从人们的经验总结中走出来，中医药行业与人的生产生活息息相关，因此中医药文化得以延续与发展。

1. 传统文化是中医药文化的根

中国传统文化连绵数千年，辉煌灿烂，在人类文化的各个领域都取得了巨大的成就。中医药不仅与传统哲学、天文学、地理学、生物学、化学、史学、文学、伦理学、语言文字学等直接关联，而且与阴阳、五行、天干、八卦等术数密切相关。中医药文化是在民族传统文化的大背景下成长、发展、成熟起来的。可以说，没有传统文化之根，中医药文化就会失去生命的原动力。

2. 中医药文化中蕴含传统人文精神

儒家文化是中国传统文化的主干，由于中医药文化源于中国传统文化，因此中医药文化带有深深的儒家精神。儒家学说在创立和发展过程中，形成了最具影响力的以"仁"为核心的儒家学说。中医药文化继承了儒家的核心思想，即"仁"的思想体系。以人为本的人文精神，对于医学健康和养生理念至关重要，同时对医学道德观的形成也起到了积极作用。对生命的尊重和重视，就是人文精神的基本点和出发点。儒家文化认为医家应当成为仁人之士，心怀恻隐之心，具备仁爱思想，倍加珍爱生命，重视患者的病情。因此，医学在中国古代被称为"仁术"。

儒家还要求人能够做到"慎独"，即严于律己，常常自省，做到不欺人、不欺己。孙思邈受儒家思想影响，认为"故养性必先知自慎也"。这里的"自慎"是指一种道德修养的功夫，自我约束的能力。

以老子、庄子为代表的道家认为："道"是世界的本原，"道"为天地之母，生化了天地万物。"天人合一"的整体趋同思维，把人、社会、自然视为一个整体。天道自然的法则是人类生存的法则，代表着中国传统文化的世界观，也是认识事物的方法论。道家思想蕴含着丰富的养生精神，道家理论植根于自然，从天、地、人的角度出发阐述道义。道家文化倡导自然无为、平等待人、天人合一，丰富了中医药文化的内涵。

中医药文化和中国传统文化中各家的思想互相交叠，从人与天地自然的关系和人与社会的关系中探索协调与融合。中医药文化的特点决定了它既存在自然科学的内涵，也是一种理念。中医药文化是中医药学形成的思想基础，促进了中医药学的发展，同时中医药文化还通过意识形态和思想理念对医务工作者产生影响。

3. 中医类文献古籍见证了中医药文化的发展

为数众多的中医古籍文献，是中医药文化传承的物质载体，凝聚着历代名医名家的聪明才智，记录着中医学知识和临症经验，具有不可估量的德育教育价值。中医经典巨著《黄帝内经》提出了以自然为中心、人与自然互感以及整体观念，奠定了中医学的理论基础。唐代医学家孙思邈《备急千金要方》中的《大医习业》和《大医精诚》是中国传统医药伦理思想形成过程中的重要文献。现代《中医体质学》《中医养生学》《中医气象学》《中医康复学》等著作都是传统中医药文化的传承与发展。

4. 早期的药物、药堂与学堂中的中医药文化

早期的药物都是中药，中药多取自天然，有植物药、动物药、矿物药等，是中国人民在日常生产生活中，凝聚无数人的智慧与心血，积累了数百代医者的实践经验，从而形成的中医药文化资源。药物和药方以及行医器具等蕴含着中华民族的智慧，为中医药事业发展留下了用之不尽的资源，与中药加工相关的器具也构成了中医形态文化。

中医药物质文化涵盖广泛，与中医药发展密切相关的是药堂和学堂。历史上的一家药店叫"太医局熟药所"，也叫"买药所"，这所药店的作用是对外售药。自此以后，药店开始发展起来，到了清代则有"北有同仁堂，南有庆余堂"的说法，这些药店包括药店的招牌、手艺、工具都构成了中医药物质文化的组成部分。

中国古代医学的传授有官方设置学堂和私人传授技能两种方式，由于古代官方设置的学堂有限，许多古代医者便自立学堂选择徒弟，传授技能。官方学堂和私人学堂为中国古代培养从医人员和杰出的名医提供了平台，也是中医药物质文化的一种。

二、学习传统中医药文化的意义

中医药文化可以说是中华民族传统文化中十分重要的组成元素，建立于中华民族传统文化的基础之上，是在中医药学科漫长的科学性发展过程中所形成的极为珍贵的智慧和经验的结晶。

> **案　例**
>
> ### 同济堂
>
> 同济堂始建于清光绪十四年（公元 1888 年）。在一百多年的时间里，形成了一套严格的质量管理制度、经营理念和方法，以及独特的质量文化和诚信文化。同济堂在边远地区坚持和弘扬祖国传统医药文化的同时，吸收了当地丰富的少数民族医药精华，形成了同济堂传统医药的特殊风格。
>
> 同济堂传统医药文化集中体现为"同心协力、济世为民"的价值观，"购药须出地道，制作必须精细，配售必依法度"的质量观和"货真价实""童叟无欺"的经营理念，"济世活人，急人之急，质量取胜，济世取信"的职业道德，同济堂的品牌和特有标记，以及同济堂传统的中药炮制技术。同济堂的医药特色是传统中医药与民族民间医药的融合。
>
> 但是受西方现代文化的影响，传统医药面临困境，同济堂的传统医药文化也不例

外，急需得到社会的支持和保护。

——选自中国非物质文化遗产网·中国非物质文化遗产数字博物馆

请总结并说说同济堂的医药文化。

1. 中医药文化的历史传承与发展

文化是一种取之不尽、用之不竭的资源，例如儒家的中庸之道、贵和思想、忧患意识、自省精神以及崇高道德的价值观和追求典雅的审美情趣，都是克服当今世界各种弊端的良方妙药，我们可以从中汲取精神力量和人生智慧。继承民族优秀文化，弘扬传统美德，对于提高全民素质、改善人类道德状况，具有极其重要的意义。

中医药学的根本精髓就是其自身当中所发展起来的中医药文化。中医药文化是能够有效凸显中国自身特色民族文化的传统文化载体，也是中医药能够得以发生发展和弘扬的核心，体现了中华民族在与自然、疾病抗争中所获得的历史成就，其自身融入了中华民族的思维方式、价值理念的具体特点，将中国的民族精神汇聚于自身当中。它不仅体现了我们民族的重要特质，也是能够将中华民族与其他民族区别开来的最明显的标志，所以中医药文化在传承过程当中成功与否将会对中华民族的未来发展起到具有很大影响的作用。

中华优秀传统文化已经成为民族的文化基因，植根在中国人的内心，潜移默化地影响着中国人的思想方式和行为方式。而中医药文化是中国古代社会形成的人体生命之学和人类健康之学，它不仅是一方一药、一技一招的简单积累，而且是一种关乎人体生命健康的知识体系。这个知识体系具有深厚的传统文化背景，例如，恬淡从真的养生之道，冲和中庸的治疗法则，清心内守的性命理念，以人为本的医道准绳，诚信无欺的行业规范，始终贯彻于中医药理论与实践的各个方面，成为一切中医药事业的灵魂。

在传统的基础上继承才能发展，而发展才是继承的目标。中医药文化精髓要得以继承，并且能与时俱进地发展和创新，就必须从理论上对传统文化的历史渊源、内涵特点、发展脉络、现实意义以及传承方式等进行全面的挖掘，使炎黄子孙对中华文化能够形成更广泛的认知和认同，为中医药感到自豪和骄傲。

2. 弘扬民族优秀文化，发挥中医药文化育人功能

中华民族今天能够成为一个泱泱大国，能够昂首独立于世界民族之林，是与无数的仁人志士艰苦卓绝的进取和奋斗分不开的。他们创造了灿烂的中国文化，推动了中国文化的发展，数千年的文化培养了一代又一代的思想家、哲学家、政治家、文学家、教育家和科学家，他们都是后人学习的榜样。

在中医药学发展的历史长河中，中药学一直是与中医医疗活动融合而发展的，这充分体现了医、药不分家。本草学家首先都是医学家，古往今来，概莫能外。"医乃仁术""孔子仁学造就了古代名医"，中医药"大医精诚"的思想集中体现了"医、术、心"，这与尊重生命、医者仁心、精益求精的医学精神是相通的，其精神实质与现代社会医学观念是一致的。

立德树人是教育的培养目标，医药教育自古以来强调人文和科学并重，现代医药教育应重视传统文化在培养造就当代名医名家中的特殊作用。中医治病是治人，关系到人的心理、信念和修养，将中医传统文化蕴含的完美理念进行呈现并应用，体现了医学的社会价值。中医体现的不仅是治病的医术，而且还是治人的医道。

把中华优秀传统文化传承贯穿于国民教育始终。人文素质教育不仅是一种知识化的教育，还要以修身做人为核心，以传统文化核心价值观促进学生世界观、人生观和价值观的形成和完善。名医扁鹊、医圣张仲景、神医华佗、药王孙思邈和药圣李时珍等前辈医家不朽的成就、成功的经验、为医学献身的精神和高尚的医德，是激励学生树立远大理想的榜样和动力。

学习中医药文化，有助于消除对传统文化的误解，增进对传统文化的热爱。中国传统文化是几千年来中华民族努力创造并赖以生存的一笔巨大的精神财富，其人文精神一直受到全世界的高度重视。学习中国传统文化，我们将直接面对古人，直接面对《周易》《老子》《论语》《孟子》，体会其深邃的人生哲理。

3. 中医药文化推动全民健康

随着社会文明发展和人类生存环境的变化，人类疾病谱和健康观念都发生了明显转变，"回归自然，返璞归真"成为社会共识。"中国特色社会主义文化源自中华民族五千多年文明历史所孕育的中华优秀传统文化"，《备急千金要方》曰："人命至重，有贵千金"。尊生贵生思想贯穿于衣食住行以及养生等诸多方面，体现中医药文化与国人文化生活密切相关。

随着时代的进步和现代科学技术及社会经济体系的不断发展，广大人民对于如何能够保健、养生和建立健康的生活节奏投予了更多的关注。中医药疗效确切，预防保健作用独特，符合社会大众的健康消费需求，符合公共卫生和基本医疗服务的要求。中医药必将为当代医学贡献中国智慧，肩负人民幸福、民族复兴的伟大使命。

中医药文化中体现的文化智慧及其所容纳的众多历史典故不但能够激发大众对中医药文化以及中医药的兴趣，而且还能够增添想要了解中医药的兴趣从而提高人们更加喜欢中医药的情感。对于中医药文化中所涵盖的通俗易懂的养生文化以及保健知识，能够给广大人民群众带来明确的指导作用，从而达到中医药文化服务于人民的宗旨，进而为全民的健康水平以及自身体质状况的提高带来积极的影响和有效的推动作用。

知识拓展

《新时代公民道德建设实施纲要》节选

一、传承中华传统美德

中华传统美德是中华文化精髓，是道德建设的不竭源泉。要以礼敬自豪的态度对待中华优秀传统文化，充分发掘文化经典、历史遗存、文物古迹承载的丰厚道德资源，弘扬古圣先贤、民族英雄、志士仁人的嘉言懿行，让中华文化基因更好植根于人们的思想意识和道德观念。深入阐发中华优秀传统文化蕴含的讲仁爱、重民本、守诚信、崇正义、尚和合、求大同等思想理念，深入挖掘自强不息、敬业乐群、扶正扬善、扶危济困、见义勇为、孝老爱亲等传统美德，并结合新的时代条件和实践要求继承创新，充分彰显其时代价值和永恒魅力，使之与现代文化、现实生活相融相通，成为全体人民精神生活、道德实践的鲜明标识。

二、弘扬民族精神和时代精神

以爱国主义为核心的民族精神和以改革创新为核心的时代精神，是中华民族生生不息、发展壮大的坚实精神支撑和强大道德力量。要深化改革开放史、新中国历史、中国共产党历史、中华民族近代史、中华文明史教育，弘扬中国人民伟大创造精神、伟大奋斗精神、伟大团结精神、伟大梦想精神，倡导一切有利于团结统一、爱好和平、勤劳勇敢、自强不息的思想和观念，构筑中华民族共有精神家园。要继承和发扬党领导人民创造的优良传统，传承红色基因，赓续精神谱系。要紧紧围绕全面深化改革开放、深入推进社会主义现代化建设，大力倡导解放思想、实事求是、与时俱进、求真务实的理念，倡导"幸福源自奋斗""成功在于奉献""平凡孕育伟大"的理念，弘扬改革开放精神、劳动精神、劳模精神、工匠精神、优秀企业家精神、科学家精神，使全体人民保持昂扬向上、奋发有为的精神状态。

知识拓展

传统汤剂

中药汤液，因能充分发挥药效而为世代医家推崇并延续至今，成为中药的重要剂型之一。药师掂秤，抓药，审方，配药，检方，二检，三检过后方可打包。包煎，先煎，另煎，不同包装，分别说明。

传统手工煎药，从不为煎药的人省事，一人一方，代客煎药，修合虽无人见，存心自有天知。每味药材都由专业的煎药师采用传统手工方式煎制两遍，顺序、时间、火候，皆细心安排。因为，唯有恰当的煎法，才能充分发挥药方的效力。

任务二　认知医药人与职业环境

问　　题

医药行业是关乎人类健康的民生行业，医药产业具有高投入、高风险、高技术等特点。

你知道哪些医药行业的从业人员呢？当今的医药环境又如何呢？

一、药品从业人员

药品从业人员指的是从事医药教育、研发、生产、经营、服务和监督管理等相关工作的人员，我们又称之为医药人。

案　　例

医药人的榜样——王哲君

王哲君是兰州市医药公司某医药商店的一位普通营业员。她在平凡的工作岗位上，热心为顾客、为患者服务，数十年如一日，被群众称为全心全意为人民服务的好大姐。王哲君被原国家中医药管理局授予了全国医药系统劳动模范的光荣称号。

王哲君在工作中处处为顾客着想，为病人分忧，注意掌握顾客心理，自觉开展"微笑服务"，通过微笑把温暖送进每一位顾客的心灵深处。

有一天，当她看到一位青年坐着轮椅艰难地来到药店门前买药时，就主动迎上前去；当这位青年要买的药缺货时，她又立即替他到别处采购并送药上门。一次，一位年过花甲的老农一瘸一拐地走近柜台，要买一只消炎膏，医治他那碰破化脓的脚腕。王哲君在征得老人的同意后，不顾脏臭，换掉了原来包扎的脏布，细心地清洗了伤口，敷上药后再用干净的纱布重新包扎好，并教给他护理伤口和防止感染的方法。

王哲君在工作中还进一步体会到：要真正做到微笑服务，光是热情还不够，还要有对顾客高度负责的医药职业道德精神，要有为顾客服务的真才实学。她利用业余时间认真学习专业知识，以求更好地为顾客和患者服务。一位受到她帮助的顾客说："你确实像服务公约上写的，做到了'大病当参谋，小病当医生，疾病当护理，顾客当亲人'。"一位经常到店里买药的顾客拉着她的手说："我们需要你，我们是不会忘记你的。"顾客的话也温暖了她的心，王哲君感到为患者服务是医药营业员的职责，她坚持以"微笑服务"的实际行动，传播高尚的医药职业道德风尚。

——摘自《医药职业道德》. 谢淑俊主编. 北京：化学工业出版社，2007.5

活动体验

任务：寻找医药人

操作：学生分组查阅资料，寻找不同医药领域的医药人。汇报结果，并举例说明其工作岗位及要求。

二、医药行业环境

1. 医药行业的特征

（1）医药企业是一个特殊行业，是永不衰落的朝阳行业。医药行业具有高附加值、高投入、高风险、高回报的特点。高附加值是指医药行业涉及多领域、多学科，技术含量高。高投入表现在企业对新产品研究开发的投入高。高风险与高回报相伴同生，即首先制药企业通过 GMP（药品生产质量管理规范）投入较高，同时企业还要生产适销对路的产品，还要在适当的时候以新产品补充市场。药品作为特殊的商品，其注册审批周期长，风险高，投入大，新药研发成功率较低。

医药行业是按国际标准划分的 15 类国际化产业之一，具有良好的发展前景。它包括医药工业和医药商业。医药行业是我国国民经济的重要组成部分，是传统产业和现代产业相结合，一、二、三产业为一体的产业。其主要门类包括化学原料药及制剂、中药材、中药饮片、中成药、抗生素、生物制品、生化药品、放射性药品、医疗器械、卫生材料、制药机械、药用包装材料及医药商业。医药行业对于保护和增进人民健康、提高生活质量，以及促进经济发展和社会进步均具有十分重要的作用。

（2）医药行业中的特殊企业文化向社会传达着积极、健康的理念。医药企业肩负着人类健康的特殊使命，提供给消费者的商品具有特殊的使用价值，人们对医药行业及企业有一种特殊的期待。因此，医药企业展示给公众、媒体的应该是一个健康、积极、进取、勇于为人类健康承担社会责任的形象，并能通过其产品传达给消费者，使消费者能够在对企业产生信任的基础上使用商品。

（3）医药行业承担着特殊的社会责任。医药行业的发展与人民健康水平密切相关。全球人口的持续增长和人口老龄化趋势的加剧，将成为推动全球医药制造行业需求持续增长的强劲动力。同时，我国经济的迅猛增长，人们对于医药产品的需求日益提升，自我保健意识不断增强，不同类别的药物及相应的产业将得到迅速发展。

医药企业最首要的社会责任是生产和销售高质量的产品，这是由医药企业生产产品的特殊性决定的。医药企业在生产销售产品过程中不仅要充分体现出其研究、生产、经营的合法性，倡导社会公认的商业道德和行为准则，还要为股东、员工、消费者、社会创造经济价值和社会利益。

（4）医药企业竞争环境进一步优化。新的《药品管理法》的颁布是我国医药领域法制化管理的标志，与药品研发、生产、经营、评价相关的一系列法规的实施是我国医药行业从研发到经营规范化的开始，此法规在使用过程中正在逐步完善。目前政府和药品监管部门对行业政策的制定开始转向营造公正的竞争环境，为主流企业的长远发展提供保障。

（5）医药产品生产经营实行资格准入制度。医药药品生产企业须具备《药品生产企业许可证》、医药药品批发企业和医药药品零售企业须具备《药品经营企业许可证》，并取得《营业执照》，医疗机构销售医药产品须取得《医疗机构执业许可证》才算合法。医药药品生产企业还应按照有关规定实施 GMP、医药药品批发企业和零售企业应实施 GSP（药品经营质量管理规范），建立健全质量管理体系，以保证药品的质量、用药安全和生产经营过程持续符合规定。

2. 医药行业的发展

从原料到制剂，从国产替代到进口，从进口到出口，中国医药行业逐步实现产业升级。

（1）从原料药向制剂药升级。通过技术的进步，国内企业从此前的低端、低价的原料药生产为主，逐渐升级到高价高毛利的制剂药为主。

（2）仿制药逐步替代进口药品。"仿制药"是与被仿制药具有相同的活性成分、剂型、给药途径和治疗作用的替代药品，具有降低医疗支出、提高药品可及性、提升医疗服务水平等重要经济和社会效益。

改革开放以来，我国仿制药行业取得了快速发展，为保障广大人民群众的身体健康做出了重大贡献。国内制药企业经过多年的研发和开拓，当前已经能够生产全球绝大多数品种的制剂药，逐步抢占进口药品市场。国内药品终端市场最大的两个领域分别是抗感染和抗肿瘤领域。

（3）逐步打开国际市场。当前中国医药产业面临着大的发展机遇，中国政府已将医药产业提升到战略振兴产业层面，全力推动行业发展。鼓励优势企业实施兼并重组，支持企业进行上下游整合和同类产品企业强强联合，培育形成一批具有国际竞争力和对行业发展有较强带动作用的大型企业集团。

3. 医药行业就业环境分析

随着人民生活水平的提高和健康中国战略的提出，从事老人医学、保健医师、家庭护士等职业的人才也将逐渐成为热门。医药类毕业生的就业前景也普遍看好，总体上是供小于求，各医药公司、制药厂是吸收这类毕业生的大户，制药业对人才的需求是稳中有升。另外，医药界的贸易、经销、检验和医药信息管理等专业对技术人员的需求也将会增加。

不仅具体专业之间存在差别，而且地区性的差别也比较大，这与经济的发达程度有着密切的关系。经济越发达的地区，城市对毕业生的需求反而越小，这主要是因为经济发达地区的医疗事业起步早，发展比较成熟稳定，特别是这些城市的公立医院，基本上都是人才饱和了，每年进的人很少。中小城市，因为医疗事业正处于不断进步发展的阶段，对人才的需求量则相对较大。

社会对医药人才的需求正在增加，药学类专业毕业生主要分配到制药厂和医药研究所从事各类药物开发、研究、生产质量保证和合理用药等方面的工作，也有很多人从事药品销售代理。

医药在世界各大经济领域可以说是发展最快的门类之一，医药公司的年经济效益增长率已经高于国家的经济增长速度。并且，由于它关系着每个人的健康，越来越受到国家和社会的重视。我国的医药事业近几年的发展也是非常迅猛的，许多药品都得到了国际市场的认可，也与外国企业建立了合作关系，但专业人才方面稀缺，这表明药学专业有很广阔的发展前景。

任务三 认知职业道德与医药职业道德

> **问 题**
>
> 2012 年 4 月 15 日，央视"每周质量报告"播出《胶囊里的秘密》，曝光一些企业用生石灰处理皮革废料，熬制成工业明胶，卖给绍兴新昌一些企业制成药用胶囊，最终流入药品企业，进入患者腹中。
>
> 由于皮革在工业加工时，要使用含铬的鞣制剂，因此这样制成的胶囊，往往重金属铬超标。经检测，有 9 家药厂 13 个批次药品所用胶囊重金属铬含量超标，最高超标 90 倍。"毒胶囊"事件就此引爆。这些违法企业到底缺失了什么？

一、道德、职业道德及其特点

1. 道德与职业道德

（1）道德的含义。道德是调整人与人之间、人与社会之间、人与自然之间关系的行为规范的总和。它主要依靠社会舆论、传统习惯、教育和个人的信念及良知等因素来维系，是非、善恶、荣辱等为评判标准，也是人们完善和发展自己的一种特殊力量和方式。

（2）职业道德的含义。职业道德就是同职业活动紧密联系的，是从业者在职业活动中应符合自身职业特点的职业行为规范，是人们通过学习与实践养成的优良职业品质，它涉及从业人员与服务对象、职业与职工、职业与职业之间的关系。

每种职业都担负着一种特定的职业责任和职业义务。由于各种职业的职业责任和义务不同，从而形成各自特定的职业道德的具体规范。比如医生救死扶伤，法官明镜高悬，商人诚信公平，教师为人师表等都是具有职业特点的职业道德。由此可见，职业分工使不同职业的人们之间形成了特殊的社会关系——职业关系，它需要有与之相适应的特殊的行为规范来加以调节，职业道德因此形成。

职业道德是指导和评价人们职业行为善恶的准则。每一个从业者既有共同遵守的职业道德基本规范，又有自身行业特征。职业道德品质是通过知识学习和社会实践，在社会和职业环境的影响下逐渐养成的。这种优良的职业道德品质又通过从业者的职业活动来评价、指导和影响自身或他人的职业行为，达到协调人与人之间、职业与职业之间的关系，使之和谐健康发展。职业道德作为任何职业者都必须遵守的职业行为的道德准则，它特别强调的是职业者在工作岗位上的道德情操和道德行为，任何职业者只要身在工作岗位就必须接受职业道德的约束。

> **课堂讨论**
>
> **《新时代公民道德建设实施纲要》节选**
>
> 在国际国内形势深刻变化、我国经济社会深刻变革的大背景下，由于市场经济规则、政策法规、社会治理还不够健全，受不良思想文化侵蚀和网络有害信息影响，道德领域依然存在不少问题。一些地方、一些领域不同程度存在道德失范现象，拜金主义、享乐主义、极端个人主义仍然比较突出；一些社会成员道德观念模糊甚至缺失，是非、善恶、美丑不分，见利忘义、唯利是图，损人利己、损公肥私；造假欺诈、不讲信用的现象久治不绝，突破公序良俗底线、妨害人民幸福生活、伤害国家尊严和民族感情的事件时有发生。这些问题必须引起全党全社会高度重视，采取有力措施切实加以解决。
>
> 加强公民道德建设是一项长期而紧迫、艰巨而复杂的任务，要适应新时代新要求，坚持目标导向和问题导向相统一，进一步加大工作力度，把握规律、积极创新，持之以恒、久久为功，推动全民道德素质和社会文明程度达到一个新高度。
>
> 讨论：联系实际，谈谈加强公民职业道德建设的必要性。

2. 职业道德的特征

职业道德是不同职业的人在其特定的职业生活实践中形成的，它的特征主要有以下几个方面。

（1）广泛性。全社会的职业类型是非常众多的，职业道德有其从业者必须共同遵守的基本行为规范。中共中央、国务院印发的《新时代公民道德建设实施纲要》明确提出，"爱岗敬业、诚实守信、办事公道、热情服务、奉献社会"，要求所有从业者都要共同遵守。另外，如忠于职守、团队合作、遵守职业纪律、遵守法律等精神，都是全社会所有从业者在职业活动中形成的普遍性道德规范。

（2）职业性。各行各业承担不同的社会责任，行业岗位要求就有所不同，因此在职业活动中就形成了带有职业特色的道德要求。例如，"每问必答"对售货员来说是一种应有的职业操守，但表现在公务人员处理机密事件上，却等于失职，因为"遵守纪律、严守秘密"往往是对公务人员的基本要求。又例如，教师是以为人师表、教书育人为其主要行为规范，工人是以注重产品质量为其主要行为规范，服务人员是以热情周到的服务为其主要行为规范。

（3）继承性。由于职业道德是在职业活动中逐渐形成的，它反映职业关系时往往离不开社会风俗、民族传统。我国优秀的传统文化如"公平正义""仁心仁术""救死扶伤"等跨越了时空界限，作为人类职业精神文明得到了继承。职业道德反映出从业人员的个人修养，是从业人员的品质，良好的品质一旦形成就不会轻易改变，于是就会在不经意间引导自己甚至是他人的行为规范。

知识拓展

《新时代公民道德建设实施纲要》节选

中华文明源远流长，孕育了中华民族的宝贵精神品格，培育了中国人民的崇高价值追求。中国共产党领导人民在革命、建设和改革历史进程中，坚持马克思主义对人类美好社会的理想，继承发扬中华传统美德，创造形成了引领中国社会发展进步的社会主义道德体系。坚持和发展中国特色社会主义，需要物质文明和精神文明全面发展、人民物质生活和精神生活水平全面提升。中国特色社会主义进入新时代，加强公民道德建设、提高全社会道德水平，是全面建成小康社会、全面建设社会主义现代化强国的战略任务，是适应社会主要矛盾变化、满足人民对美好生活向往的迫切需要，是促进社会全面进步、人的全面发展的必然要求。

二、加强职业道德建设的途径

1. 深化道德教育引导

（1）把立德树人贯穿学校教育全过程。学校是公民道德建设的重要阵地。要全面贯彻党的教育方针，坚持社会主义办学方向，坚持育人为本、德育为先，把思想品德作为学生核心素养、纳入学业质量标准，构建德智体美劳全面培养的教育体系。加强思想品德教育，遵循不同年龄阶段的道德认知规律，结合基础教育、职业教育、高等教育的不同特点，把社会主义核心价值观和道德规范有效传授给学生。加强师德师风建设，引导教师以德立身、以德立学、以德施教、以德育德，做有理想信念、有道德情操、有扎实学识、有仁爱之心的好老师。建设优良校风，用校训励志，丰富校园文化生活，营造有利于学生修德立身的良好氛围。

（2）用良好家教家风涵育道德品行。家庭是社会的基本细胞，是道德养成的起点。通过多种方式，引导广大家庭重言传、重身教，教知识、育品德，以身作则、耳濡目染，用正确道德观念塑造孩子美好心灵；倡导忠诚、责任等理念，让家庭成员相互影响、共同提高，在为家庭谋幸福、为他人送温暖、为社会做贡献过程中提高精神境界、培育文明风尚。

（3）以先进模范引领道德风尚。精心选树时代楷模、道德模范等先进典型，综合运用宣讲报告、事迹报道、专题节目、文艺作品、公益广告等形式，广泛宣传他们的先进事迹和突出贡献，树立鲜明时代价值取向，彰显社会道德高度。持续推出各行各业先进人物，广泛推荐宣传最美人物、身边好人，让不同行业、不同群体都能学有榜样、行有示范，形成见贤思齐、争当先进的生动局面。

（4）以正确舆论营造良好道德环境。要坚持以正确的舆论引导人，把正确价值导向和道德要求体现到经济、社会、文化等各领域的新闻报道中，体现到娱乐、体育、广告等各类节目栏目中。加强对道德领域热点问题的引导，以事说理、以案明德，着力增强人们的法治意识、公共意识、规则意识、责任意识。发挥舆论监督作用，对违反社会道德、背离公序良俗的言行和现象，及时进行批评、驳斥，激浊扬清、弘扬正气。传媒和相关业务从业人员要加强道德修养、强化道德自律，自觉履行社会责任。

2. 发挥制度保障作用

（1）强化法律法规保障。法律是成文的道德，道德是内心的法律。要发挥法治对道德建设的保障和促进作用，把道德导向贯穿法治建设全过程，立法、执法、司法、守法各环节都要体现社会主义道德要求。坚持严格执法，加大关系群众切身利益重点领域的执法力度，以法治的力量维护道德、凝聚人心。坚持公正司法，发挥司法裁判定分止争、惩恶扬善功能，定期发布道德领域典型指导性司法案例，让人们从中感受到公平正义。推进全民守法普法，加强社会主义法治文化建设，营造全社会讲法治、重道德的良好环境，引导人们增强法治意识、坚守道德底线。

（2）发挥社会规范的引导约束作用。各类社会规范有效调节着人们在共同生产生活中的关系和行为。要按照社会主义核心价值观的基本要求，健全各行各业规章制度，突出体现行业特点的道德规范，更好发挥规范、调节、评价人们言行举止的作用。

（3）深化道德领域突出问题治理。道德建设既要靠教育倡导，也要靠有效治理。要运用经济、法律、技术、行政和社会管理、舆论监督等各种手段，有力惩治失德败德、突破道德底线的行为。要组织开展道德领域突出问题专项治理，不断净化社会文化环境。例如，针对食品药品安全、产品质量安全、生态环境、社会服务、公共秩序等领域群众反映强烈的突出问题，要逐一进行整治，让败德违法者受到惩治、付出代价。建立惩戒失德行为常态化机制，形成扶正祛邪、惩恶扬善的社会风气。

3. 加强组织领导

各级党委和政府要担负起公民道德建设的领导责任，将其摆上重要议事日程，纳入全局工作谋划推进，有机融入经济社会发展各方面。例如，纪检监察机关和组织、统战、政法、网信、经济、外交、教育、科技、卫生健康、交通运输、民政、文化和旅游、民族宗教、农业农村、自然资源、生态环境等党政部门，要紧密结合工作职能，积极履行公民道德建设责任。

各级文明委和党委宣传部要切实履行指导、协调、组织职能，统筹力量、精心实施、加强督查，抓好工作任务落实。注重分析评估公民道德建设的进展和成效，及时总结推广成功经验和创新做法，加强道德领域重大理论和实践问题研究，推动形成公民道德建设蓬勃开展、深入发展的良好局面。

三、医药职业道德的含义及特征

1. 医药职业道德的含义

医药职业道德是医药人员在医药实践过程中形成的，具体要求与医药职业内容和医药职业活动紧密相连的。

医药职业道德指从事医药科研、生产、经营、使用、检验和监督管理等药学领域中与职业内容和职业活动相联系的职业道德，是社会主义道德体系的重要组成部分，是人们在药学职业活动中形成的行为规范，是主要调节医药职业者与患者、医药职业者与其他医药职业者、医药职业者与集体和国家、医药职业者与自然界之间关系的行为规范的总和。

2. 医药职业道德的特征

医药职业作为社会众多职业中的一种，医药职业道德具有职业道德的一般共性。同时，医药产品是一种为人类生命健康服务的特殊商品，根据医药职业道德要求的行为准则和规范，本书概括医药职业道德的主要特征有以下几个方面。

（1）医药职业道德的专属性。药品的质量关系到人民的健康，医药产品的研制、生产、经营和使用都要按照国家制定的法律法规进行，这不仅是严格的法律规定，也是医药职业道德的基本要求。

医药职业道德是在职业实践中不断形成和发展起来的，因此，它往往表现为医药工作所特有的道德传统和道德习惯，表现为医药人员所特有的道德意识和道德品质。

例如，医药人员研发、生产、经营和使用药品是为了防病治病，保障人民群众的身体健康。药品安全有效、质量第一也就成为医药职业道德的基本要求。这就要求安全、防病、治病的药品绝对不能因质量问题对人民群众身体健康构成威胁和危害；药品必须有确实疗效，不能无效、失效，甚至是假药、劣药；产品质量第一，药品研发、生产、经营和使用过程中都要以提高药品质量、增进药品疗效、保证用药安全为首要准则。这就说明医药职业道德具有很强的专属性。

（2）医药职业道德的平等性。医药科学是全人类同疾病斗争的科学，医药科研成果和应用技术不因阶级而异，人们祛除病患、保障健康的意愿也不会因时代、民族、阶级、肤色而有所不同，医药科学是为全人类的健康服务的。医药职业道德要求职业者对患者一视同仁，无论种族民族、男女老幼、职务高低都应真诚服务、平等相待。

例如，救死扶伤是医药职业者的神圣天职，是医药职业者最起码的职业道德要求，也是人道主义的基本要求。人道主义的核心是最大限度地尊重人的生命，对人的生存权利、人生命价值的尊重，这就要求医药人员在工作实践中，对待任何患者都应尽可能去关心、尊敬、爱护、同情和帮助。医药人员救死扶伤的人道主义精神，体现出了医药职业道德的平等性。

（3）医药职业道德的稳定性。人们在世代相传的医药职业实践中，受社会风俗、民族传统的影响，形成了具有继承性、连续性的道德观念、道德意识和道德习惯。如救死扶伤、诚信无欺等，一直都是医药人员的基本道德要求。

例如，神农尝百草、孙思邈的大医精诚之心，李时珍历尽千辛万苦编写《本草纲目》等，医药人员的无私奉献精神在古代名医名家身上体现得淋漓尽致。现代医药人员应该继承发扬服务奉献的优良品质，全心全意保障人民身体健康，为人民健康服务。医药人员要真正把病人的利益放在首位，待病人如亲人，急病人之所急，竭尽全力为病人服务。医药人员要有精湛的医药技术，这样才能提高服务质量，才能真正做到为人民服务奉献。

案　例

九芝堂

清顺治七年（公元 1650 年），劳澄在湖南长沙坡子街创建了九芝堂。劳澄在创建初期就仿效神农氏亲自试药，立下了"吾药必吾先尝之"的规矩，为九芝堂中药文化奠定了最初典型。

在其后的发展壮大过程中，九芝堂发扬了湖湘文化中的"敢为人先"和"经世致用"的精神，传承"悬壶济世、利泽生民"的湖湘中医药文化传统精髓，将传统的中药制药技术与湖南当地水土环境结合，形成了九芝堂特有的"药者当付全力，医者当问良心"的人文精神。经世代相传，该祖训已成为九芝堂人的行为准则，并成为传统中医药文化的一部分。

九芝堂将传统中药炮制技术和传统制剂技术（包括独家方剂和特有的中药炮制技术）加以完善和提高，代表了湖湘传统中药制药技术和方法的较高标准和水平。

九芝堂"恤苦济贫，优益同业""扶危救人""重质量、讲诚信""九分情、一分利"的经营理念对医药行业的发展具有重要的促进作用。

——选自中国非物质文化遗产网·中国非物质文化遗产数字博物馆

阅读案例，查阅资料，说说九芝堂的企业文化与经营理念。

四、医药职业道德基本规范

医药职业道德规范是在具体的医药社会实践中逐步产生、形成和发展的，它不是简单的个人主观意愿的表达，而是由一定的社会经济关系所决定的，是社会经济关系在医药行业实践中的具体反映，是社会客观需求和个人主观认识的统一。医药职业道德规范有以下主要内容。

（一）热爱医药科学，献身医药事业

1. 医药事业是崇高的事业，要有强烈的职业荣誉感

医药事业是整个社会主义事业的重要组成部分，它担负着保护人类健康、康复社会劳动力、防病治病、提高人口素质、繁衍民族的崇高使命。它是关系到人民的身体健康和生命安危，从而涉及千家万户悲欢离合的大事，因而也就对从事医药工作的人员提出了特殊的道德要求，要求从业者都应该热爱医药工作，献身医药职业。

自古以来，对社会做出杰出贡献的医药工作者都是热爱医药工作、献身医药事业的典范。淡泊名利、矢志医药、救死扶伤、孜孜不倦、潜心医药等优秀品质在他们身上体现得淋漓尽致。他们之所以能如此热爱并献身于医药事业，是因为医药事业在他们心里是一项崇高的事业。隋唐时期，名医孙思邈，一生扶危济困，献身于医药事业。他拒绝唐太宗授予官爵，在民间行医，为救治更多的人。他留给后世《千金要方》和《千金翼方》等重要医药著作，同时给后世留下了崇高的人道主义精神。明代著名医药学家李时珍，出身医药世家，35岁辞官回乡，他脚穿草鞋，翻山越岭，走遍大江南北，远涉深山旷野，三易其稿，花27个春秋，终于完成了举世闻名的巨著《本草纲目》，身体力行地体现了对医药事业的热爱。

课堂讨论

李时珍

明代著名的医药学家李时珍，很早就知道蕲蛇又叫白花蛇，毒性特别强，是一种

能祛风湿的重要药材。但文献记载模糊不清。李时珍冒着被毒蛇咬伤的危险，几次跟着捕蛇人爬上了龙峰山，细致观察了解蕲蛇的形态特点和生活习性，他把研究成果写成了《蕲蛇传》，为后人留下了宝贵的资料。

李时珍还听说我国北方有一种花叫曼陀罗，人吃了以后兴奋不已，情况严重时还会麻醉而死，人饮用用曼陀罗酿的酒，像中了邪似的，或笑个不停，或舞蹈不止，李时珍为了弄清这种花的生态和药性，决心去寻找这种植物。到了北方，他终于找到了曼陀罗。李时珍为了验证曼陀罗的药性，亲自采来这种花尝了尝，果然有兴奋和麻醉的感觉。他经过亲自考察验证，在《本草纲目》中为后人记下了曼陀罗的药用功能。李时珍正是用自己高尚的奉献精神，铺就了通往"中华医圣"的成功之路。

从李时珍身上我们学习到了什么？

2. 树立崇高的职业理想，要有奉献与献身精神

医药事业是崇高的事业，凡是道德高尚的医药工作者都是立志献身于医药工作中的有志之士。古往今来，许多杰出的医药工作者在具体的工作中展示了立志献身医药事业的崇高理想。

自古以来，人们对医药工作者的奉献就充满着崇敬。中国古代寓言记载"神农尝百草之滋味，一日而遇七十毒"。民间也传说，神农氏为给人民治病，曾经尝遍了百草，几乎没有一天不中毒的，平时全靠随时带在身上的茶叶来解毒。最后，神农尝到了断肠草，由于毒性来得太猛，来不及取茶解毒，毒草刚入咽喉，神农肠已寸断，为医药事业奉献了自己的生命。

著名的国际主义白衣战士诺尔曼·白求恩大夫，为了医药事业，为了实践救死扶伤的人道主义精神，放弃了加拿大的优裕生活条件，毅然走上国际反法西斯前线。当中国人民处于历史上灾难最深重的关头，他又率领医疗队来到中国，冒着生命危险，深入第一线抢救伤员，并直接指导医疗救护工作。白求恩大夫用自己的生命实践了立志献身医药事业的崇高理想，为后世留下了宝贵的精神力量。

修瑞娟是我国著名医学科学家，她在微血管微循环方面的研究成果被国际医学界命名为"修氏理论"。1983年，修瑞娟回绝了国外机构的高薪许诺，毅然回国，一时被传为佳话。她献身医学事业40多年，一直都处于拼搏状态，完成了许多令世界瞩目的科研成果，被誉为是投身科学事业、造福人类的杰出代表。她说："科学研究是长期的艰苦的劳动，需要有为科学献身的精神。"

1929年，林巧稚以优异的成绩从中国协和医科大学毕业了。谁也没有料到的是，她选择了被别人认为工作繁琐又缺少学问的妇产科作为自己的终生职业。林巧稚说："每当我看到天真烂漫的孩子，被病魔吞噬掉幼小的生命，就难以忍受感情上的剧烈刺激。"在学生时代，就有人追求过她，但林巧稚常说："我是个'Professional'（职业型）的妇女，我要搞事业，就必须把家庭'give up'（放弃）"。她不是不喜欢孩子，她常常在婴儿室的小床边，久久不忍离去。但一想到未来的事业，她还是克制了自己的感情，潜心在妇产科学的世界里寻找着幸福和欢乐。在产科病房，她经常像护士一样一夜一夜守护在产妇身边。多年来，林巧稚始终保持着为病人献身的精神，她以高超的医术解除了许许多多产妇的病痛，亲手为世

界迎来了千千万万个新生命，用实实在在的奉献，开创了现代中国的妇产科事业。

鲍尔·海斯德是美国著名的药物学家。海斯德很小的时候，看到世界上每年有成千上万的人被毒蛇咬伤毒死，从那时起，他就下决心要研究出一种能抵抗蛇毒的药物。他想：天花有免疫力，蛇毒能不能有免疫力呢？从 15 岁起，海斯德就在自己身上注射微量的蛇毒，并逐渐加大剂量和毒性。他先后注射了 28 种蛇毒，每注射一次，海斯德就大病一场，为这抗毒能力，他还有意识地让毒蛇咬自己，包括最毒的印度蓝蛇在内，他主动让毒蛇咬过 130 多次。经过多年的痛苦试验，海斯德终于对蛇毒有了明显的抗毒性。从此，他开始用自己能抗御蛇毒的血液，去救治被毒蛇咬伤的人们。他听说有谁被毒蛇咬伤而生命垂危，就立即乘飞机前去救治，先后把数十人从死神手里夺了回来。海斯德用伟大的奉献精神，表现了他高尚的职业道德情操。

无独有偶，中国的著名蛇药专家季德胜，也是一位毕生与毒蛇打交道的人，从小随父亲走南闯北靠卖蛇药为生。他 25 岁的时候，把祖传蛇药秘方继承了下来。当时，父亲传给他的是一个囊括几十味药的"乱方"，药物没有固定的剂量，全凭经验配制，病人服用很不方便，有时疗效也不稳定，季德胜下决心把祖传秘方简化成一个服用方便、疗效更高的新秘方。季德胜一味一味地尝遍了原方中的各种药物，筛选、确定每味药的功效，他多次在尝药过程中中毒。一次，季德胜在用眼镜蛇做试验时，因毒性发作而昏迷过去，是助手把他自制的药酒给他灌下去，他才得以脱险逃生。他还用自己的身体做试验，让毒蛇咬伤自己的肩部、手脚、大腿和舌头，再用药物外敷内服，仅手上的伤口就有一百多处，左手大拇指被毒蛇咬断致残。他一次次地鉴定蛇药的疗效，以保证蛇药对病人的安全，做到疗效百不失一。他花了近 10 年心血，终于研制成了闻名遐迩的"季德胜蛇药"。季德胜不仅技艺高超，且医德十分高尚，对于危重的病人，他常用自己的嘴反复吮吸患者伤口的毒汁污血，经他这样治愈的危重病人不计其数。季德胜在晚年，仍然潜心研究用蛇毒治疗白内障和癌症。世界许多国家至今仍在使用季德胜研制的蛇药。季德胜把自己的一生都奉献给了社会。

（二）守法诚信，不谋私利

1. 遵纪守法

由于医药行业是关系到人民生命健康的重要行业，国家制定了一系列的医药法律规范，以保障医药业的合法发展。在医药职业活动中，作为一名医药人员要严格地遵守现行的法律法规，这是医药行业稳定发展的根本保证，也是医药行业从业人员必须牢记和自觉遵守的职业道德规范。

在药品生产领域，需要有严格的生产经营秩序和劳动纪律。随着医药事业的发展，各种新工艺越来越精细，生产的流程越来越规范，因此严格规章制度、一切按规程生产经营是维护生产秩序、确保安全生产、产品质量、患者安全的前提。遵守章程、安全生产不仅关系到人民生命财产安全，也关系到企业行业乃至社会的稳定和谐。医药行业是高危险性行业，一些药品的生产涉及化学反应、发酵、提取等工艺，相应会产生一些易燃、易爆和有害气体，如果不严格执行操作程序、注意安全生产，就会出现事故。

守法经营是医药行业职业道德的关键内容，也是医药人员应尽的社会责任。医药行业虽然既有研发、生产，又有批发零售，包括的职业岗位、工作内容多种多样，但守法经营是任何一个岗位都必须遵守的职业道德规范。医药行业是为人民服务的行业，救死扶伤、实行人道主义的社会福利性，决定了医药人员必须懂法、守法，生产经营都要严格按照法律法规要求去做。

在药品研发领域，医药人员对于本企业某种特定配方、生产程序制造工艺或生产某种特定产品和生产中实际应用的先进的、新颖的技术和资料，包括为生产某种产品或采用某项工艺流程和工艺技术所需要的知识、经验和技巧，以及医药商品生产、流通中的各种商情信息等，都要严格遵守企业的保密制度，不能泄露。医药人员保守本企业机密也是遵纪守法的医药职业道德的具体表现。

在当今社会上不乏利用职务之便，以手中的权力做交易，用医药产品去拉关系、谋取私利等腐败现象，出现了制造、贩卖假药、劣药等严重的违法现象。因此，一定要严格保障医药行业的合法性、合规性，坚决杜绝危害人民健康的违法事件的发生，以国家利益、人民利益为重，自觉维护医药职业的崇高荣誉，做到奉公守法、坚持原则，这直接关系到社会职业活动的正常秩序和国家各项方针政策的贯彻。

2. 诚实守信

诚实守信，是指医药人员在工作实践中要真心诚意，实事求是，不虚假，不欺诈，遵守承诺，讲究信用，注重质量和信誉。而信誉正是人们在履行对他人、对社会的责任和义务过程中形成的实事求是、诚实无欺的道德感，以及由此获得的社会肯定性的评价。信誉是在处理他人和社会的关系中应负的道德责任的自觉认识，是一定道德观念、道德情感、道德意志和道德行为在个人意识中的统一。

市场经济是充满竞争的经济，竞争是公开的、激烈的、无情的，它反对无序和不择手段，反对不公平竞争。市场经济还是一种十分注重信誉的经济，它反对欺诈和言而无信。诚信是市场经济的内在要求，没有诚信，就没有秩序，市场经济就不能健康发展。在我国，有些医药企业制造经营假药、劣药，以次充好，以假乱真，坑蒙拐骗，严重侵害了消费者的权益，破坏了市场经济秩序健康有序的发展。

对于医药经营者来说，最重要的竞争就是质量和信誉的竞争。医药企业一旦失去了消费者的信任，就失去了最根本的竞争力；一旦深得消费者的信赖，将会有不可估量的社会效益和可观的经济效益，使企业更好地立足于市场。由此可见，形成良好的信誉对于个人良好形象的塑造和企业长远健康的发展至关重要。

案 例

同仁堂用诚信打造中国药业的金字招牌

"同仁堂"是中国医药企业的金字招牌。这个金字招牌，是一代又一代的同仁堂人，用诚信打造出来的。1987年上海甲型病毒性肝炎流行，治疗这种病的特效药板蓝根冲剂严重脱销，上海方面请求同仁堂赶制几吨板蓝根。同仁堂的全体职工，秉承"义利并举，以义为先"的一贯经营宗旨，在其他同类产品涨价十几倍的情况下，坚持不提价，坚决不在病人生命垂危的时候发民难财，按原价格批发出厂，放弃了春节休假，日夜奋战赶制出来的板蓝根，连夜用20辆卡车送到了上海。在这次救急行动中，同仁堂不仅没赚钱，反而赔了不少钱。

2003年，中国发生了非典型性肺炎（"非典"），北京抓"非典"中药方的人数剧增，连老师傅们都说，"从来没有见过这阵势"。同仁堂作为国有大型医药企业，积极响应政府号召，61 家药店供应了北京市场近一半的"非典"中药方，有人说"同仁堂生意这么火，这下可发了"。其实，当时原材料市场的供应严重不足，药材价格猛涨，金银花由每公斤 40 元被炒到了 300 元，同仁堂坚持诚信立业，共售出了"非典"方 300 万副，平均一副药要亏 2 元钱，仅这一项就亏了 600 万元，还不算停产其他产品造成脱销的损失。

至今，同仁堂仍然坚持本小利微，甚至赔钱的代客加工、代客邮寄、代客煎药、为患者送药等服务项目。同仁堂在危难关头勇赴国难，不赚反亏，表现出了医药企业深刻的职业道德及以诚信为本的高尚品质，赢得了良好的商誉，打造出了中国药业的一面金字招牌。

五、医药职业道德的作用

医药职业道德是伦理学的一个分支，为了增强人们分析自己和评价他人行为的能力，为了医药事业能更好地为全人类健康服务，培养医药职业者的职业道德品质是必需的。医药行业特点和医药职业特殊性决定了医药职业道德具有如下作用。

1. 有助于建设社会主义精神文明

社会主义精神文明建设是建设中国特色社会主义的重要内容。社会主义既要有高度的物质文明，又要有高度的精神文明。精神文明是社会主义的重要特征、重要目标和重要保证。

加强医药道德教育，可以使医药从业者进一步提高为人民服务的自觉性，牢固地树立文明服务、认真负责的医药道德作风，努力提高业务技术水平，为人民群众提供优质服务。

医药人员的工作有着广泛的社会性，服务对象为全人类。医药人员的服务态度、服务质量和精神面貌，不仅直接关系到人民群众的身体健康，而且对社会风气影响很大。道德高尚的医药人员不但可以使病人和顾客，还可以让病人家属在精神上得到慰藉，从而使他们受到社会主义精神文明的熏陶，从而产生良好的社会效果。医药职业道德要求医药人员必须提高全心全意为人民服务的自觉性，这就是使人们可以感受到社会主义医药科学的进步与发展，亲身体验了社会主义制度的优越性，推动了全社会的精神文明建设。

由于医药行业的特殊性，普通人对药品相关知识并不十分了解，这就给了一些不法分子可乘之机。有的人见利忘义，制造、贩卖假药，甚至倒卖淘汰药品，这些行为直接损害了患者的利益，严重的甚至危害人的生命，而且也破坏了社会风气和社会主义精神文明建设。加强医药职业道德建设，可以引导医药人员塑造良好的个人品质，并同违法、违背道德的行为做斗争，有助于肃清行业不良风气，提高医药人员道德素养，推动医药行业健康发展，从而为社会精神文明建设做出贡献。

2. 有利于提高医药人员素质和服务质量

药品不同于一般商品，不能根据外观比较进行质量判断，药品需要由专业技术人员通过复杂的实验过程才能确定质量。一般商品有等级之分，而药品只有合格品和不合格品之分。患者一旦发生错服、误服药物，就会造成严重后果，这就要求医药人员必须保证药品质量万无一失。

通过对医药职业道德的深入学习，有利于广大医药人员树立为患者服务、为人民服务、为社会服务的思想，增强医药人员的社会责任感和识别善恶的能力，端正业务工作指导思想，纠正行业不正之风，把医药职业道德的精髓贯穿到职业者的全部职业生涯中去。提高医药职业道德素质，才会使人们更加热爱自己的专业，刻苦钻研业务知识，自觉提高自己的专业素质和思想道德水平，从而更好地建立德才兼备的医药职业者队伍。

医药技术条件和医药人员的服务态度决定了医药服务质量。如何尽职尽责地运用好医药技术条件服务患者，取决于医药人员的道德水平。深入学习医药职业道德对于提高医药人员素质，改善行业服务质量，纠正行业不正之风有着积极意义。例如，研究表明如果医药人员缺乏医药道德修养，不正确的言行会破坏病人的心理状态，加重病人的紧张、恐惧、焦虑情绪，引起一系列不良心理反应，进而影响治疗效果。道德高尚的医药人员可以使病人获得良好的心理影响，增强对医药人员的信赖感，增强战胜疾病的信心，有利于调动机体的抗病能力，促进康复，提高医疗质量。加强医药职业道德建设，将有利于医药行业服务质量的提高。

3. 有利于医药事业的健康发展

医药行业的产品质量与服务质量直接关系到企业的兴衰。我国医药行业与发达国家医药行业相比还存在一定差距，因此，大力发展祖国的医药事业，是当代医药人员的责任。医药科学技术不断发展，医药产业的社会分工愈加细化和高度综合化，这就对医药人员提出了更高的要求。

加强医药职业道德建设，提高医药人员的素质水平，才能促使医药人员在各自岗位上更好地工作。例如，医药研发需要社会各界团结协作，发挥各自优势通力合作，这就要求医药人员有关心同仁、团队合作的意识品质。高尚的医药职业道德使人热情真诚、团结友善、相互尊重。因此，强化医药职业道德教育，有利于提高医药行业整体水平，促进医药事业的健康发展。

学习心得

通过本任务的学习，你的收获有：

任务四 认知医药职业道德的发展历程

案　例

在原始社会早期，人们一方面猎取野兽，食兽肉，饮兽血，另一方面则靠采集野果和挖掘植物根、茎来充饥。传说，神农氏为避免人们在寻找植物性食物时出现食物中毒，在总结前人经验的基础上，开始遍尝百草，甘冒危险，以身试药，有意识地用一些植物解除某些病症，逐步积累起一些植物药的知识，神农氏本人也被后人尊为我国药业的始祖。远古神农氏对我国医药界的影响是非常深远的，他的医药道德精神世代相传。

医药职业道德的内容有着非常悠久的历史，这些内容是在人类医药活动的实践中产生，并随着人类医药实践活动的发展而不断发展完善的。我国医药职业道德的形成到底经历了一个怎样的过程呢？

一、中国医药职业道德的发展历史

中国历史悠久，素以古老文明著称于世，是人类文明的四大发源地之一。中国古代在医药学方面，从《神农本草经》到《本草纲目》，我国古代医药先贤不仅积累了丰富的医药实践经验，而且逐步创立了完整的医药理论体系，形成了具有鲜明民族特色的优良中华医药职业道德。

1. 中国医药职业道德的起源

中国传统医药职业道德起源于原始社会人们的社会生活实践中。在原始社会，人们的生存条件极其恶劣，经常受到天灾、疾病、战争等侵害的威胁，死亡与疾病在生活中随处可见。为了解除伤病痛苦，人们开始同大自然抗争，采集制造药物，探索治疗伤病的办法，逐渐地掌握了原始的医药知识。但是这些医药知识的获取，往往都是人们对药物的亲自尝试的成果，从那时起就有了"以身试药"的献身精神。例如，古代传说的神农氏尝百草，伏羲氏画八卦、制九针，轩辕氏等人察明堂、论经脉，这些医药活动，体现了古代医药人员所具有的爱护人民、自我牺牲、勇于探索的精神。虽然神农、伏羲等只是历史传说中的人物，但是传说的产生并世代流传说明我国古代医药职业道德开始萌芽。

2. 中国医药职业道德雏形时期

在奴隶社会，随着生产力的发展，逐渐出现了体力劳动和脑力劳动的社会分工。具有一定文化知识，专门从事医药活动的人即当时的商代巫医，他们为民治病，商汤时已经出现了用神农本草液进行医疗，酒剂亦被广泛用于医药中，汤剂和酒剂是中药剂型方面的重要突破，对提高药物的疗效起了非常显著的作用。到了战国时期，随着生产力的不断提高和科学技术的进一步发展，出现了第一部医学著作《黄帝内经》，分《灵枢》《素问》两部，共18卷162篇。《黄帝内经》除系统讲述了人的生理、病理、疾病、治疗的原则和方法外，对医德也有深刻阐述。

3. 中国医药职业道德的形成与发展

我国漫长的封建社会时期，是我国古代科学文化形成、发展和繁荣时期。

在我国封建社会，儒家思想影响重大且深远，因此，中国传统的医药职业道德也带有了儒家特色。汉代著名医药学家张仲景在著作《伤寒杂病论》的序言中对医药道德做了精辟的论述，他不仅痛斥了当时医界因循守旧、不思进取、倾心于财富和权势的不良作风，而且提出仁术济世的主张，提出了"上以疗君亲之疾，下以救贫贱之厄"的一视同仁观念，更强调了从医要有渊博的知识、严肃认真的态度。

唐朝是我国封建社会的鼎盛时期，为了适应医药事业发展的需要，保证人们的用药安全，我国历史上第一部药典——《唐新修本草》由政府颁布实施。随着医药科学的发展，医药道德也日趋规范。著名医药学家孙思邈，一生扶危济困，为医药事业做出了卓越的贡献，被后人尊称为"药王"，他所著的《备急千金要方》中的《大医习业》和《大医精诚》深刻阐述了我国古代的医德思想，全面论述了一系列医药道德要求，如要求医药人员修养要"诚"，专业要"精"，对待病人要富有同情心，要"普同一等"，对待同道要互相尊重。孙思邈是我国医药职业道德规范的重要开拓者，我国古代医药职业道德逐渐形成和确立。

明清时期，战争频繁，疾病流行，人们在同疾病斗争的同时，提高了医药科学技术，同时丰富了医药职业道德体系。例如，明代医药学家李时珍不慕功名、终生献身医药事业，他编写的《本草纲目》对中药学的发展具有划时代的意义。

二、认知国外医药职业道德

世界医药职业道德的发展也有着悠久的历史，最早主要出现在古埃及、古罗马和古希腊。

古埃及是西方药学最早的发源地之一，西方迄今发现最早的医药学著作埃伯斯纸草书（Ebrs），对处方调配、剂型、剂量、疗效都有详细的规定。古埃及为保证药品质量与安全，还设有专门的"配药监督司"。这说明国外医药道德在古时候就已经在医药实践中不断形成，并取得了一定成就。

古希腊医药学的代表人物希波克拉底，被称为"西方医学之父"，他曾在著作中指出："无论何处，遇男女贵贱，我之唯一目的，为病家谋幸福。"他还强调，在医生处方用药时要特别谨慎，要接济急需帮助的患者，医者作风要正派等。希波克拉底关于医药道德的大量论述，标志着西方古代医药道德理论的形成。

在古罗马时期，医药学代表人物盖仑建立了自己的药房，将植物做成丸、散、浸膏、膏剂、煎剂、洗剂等剂型。至今人们为了纪念盖仑，仍将药房制剂称为"盖仑制剂"。

阿拉伯人创办了世界上第一个药店或配药所，构成了世界医药学史上的一个重要阶段，这一时期，医学有了进一步的发展。阿拉伯人开始重视药物治疗的实验研究，许多医药学家都习惯于通过动物实验来减少药物对人体安全的可能危害，并且在化学制药和制药工艺方面也很有成就。这个时期，医学道德史上的重要文献《迈蒙尼提斯祷文》出现了，其中关于"医道、服务、爱憎、同仁"等的阐述至今仍为世界医药学界所借鉴和学习。

近代的宗教神学统治了西方社会。在这一时期，医药学及医药职业道德思想的发展都受到了严重的束缚和阻碍。欧洲文艺复兴时期，西方开始提倡关心人、尊重人、以人为中心的人道主义思想，这对医药职业道德的发展起到巨大的推动作用。在这一时期，很多国家或城市都制定了许多针对医药职业活动的规章、规范。1847年，美国医学会成立，并着手制定了医德教育标准和医德守则。其中的《医德原则》阐述了处理医生和病人之间，医生同行之间，医务行业和社会之间的道德原则。

20世纪以来，由于社会经济和科学技术突飞猛进的发展，人们越来越重视医药道德的作用，一系列国际医德和法律文献相继产生。1948年，世界医学会全体大会制定发表了第一个医学伦理学宣言——《日内瓦宣言》，作为医药界人士的共同守则。1964年《赫尔辛基宣言》发表，它是《纽伦堡法典》的发展，为医药人体实验规定了更具体、更详细的道德规范。1968年第22届世界卫生大会又通过了《悉尼宣言》，之后相继通过了《东京宣言》《圣保罗宣言》《爱丁堡宣言》等。近些年来，各国医药卫生界、伦理学界越来越注意加强医药道德的教育，出版了大量的医药道德著作，多次召开了各种层次的医药道德讨论会，制定了许多医药生产、经营、科研、使用道德规范。世界性的医药伦理道德建设已取得令人瞩目的成绩。

课堂讨论

1. 举例说明医药职业道德的特点。

2. 说一说我国古代的医药职业道德对现在的影响。

思考与练习

简答题

1. 简要回答医药职业道德的含义与特点。

2. 举例说说医药职业道德的作用。

项目二

药品科研之——实事求是、勇于创新

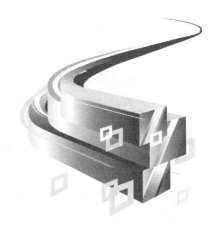

学习目标

[知识目标]　掌握药品科研领域职业道德的特殊要求、熟悉药品研发的特殊性及复杂流程。

[能力目标]　学会分析药品科研岗位典型案例，能够说明并解释药品研发中所必备的道德要求。

[价值目标]　在药品科研工作中培养尊重事实、实事求是、开拓进取、勇于创新等道德品质。

情境导入

100 多年的药物研发历史中，不仅有"二战时最伟大的发明"青霉素、"神药"格列卫等药物研发的突破和进展，也还有包括老年痴呆症在内的许多难题未被攻克。药品研发需要在活性、选择性、可成药性、代谢、安全性之间找到平衡。在找到平衡的路上，不计其数的药品科研人员在临床前研究和临床试验中披荆斩棘，努力探索。

任务一　认知药品研发的特殊性

问　题

新药是 10000 个有希望的候选者选出的一个，是万里挑一，其研发成本平均数需要用几亿美元来计算。它牵涉很多学科，如结构生物学、生物化学、药物化学、有机化学、药理学、医学、计算机科学等。它需要强大的合作和强有力的风险投资。

关于药品的研发，你知道哪些呢？

一、药品研发的特点

药品是直接关系到人类生命健康的一类物质，它不像一般商品那样，彼此之间可互相替代。药品管理有方，可以治病；若失之管理，使用不当，则可致病，甚至致命。药品是治病救人的特殊商品，只有符合法定质量标准的药品才能保证疗效。

1. 药品研发涉及学科领域广泛

新药研发牵涉到分子生物学、生物化学、有机化学、药代动力学、药剂学、药物分析学等十几门学科甚至更多。而且有些研究工作虽属同一学科，却属不同领域，如临床前研究和临床研究都涉及药效学，但临床前研究为体外药效学，为细胞层面的研究，而临床研究为体内药效学，包括动物体内与人体内药效学研究，两者属于不同的领域。

2. 药品研发某些研究环节需要特殊资质

因为临床试验是以人体为试验对象，涉及人身健康，所以临床试验必须经由国家认定的具有临床研究资质的医院完成。在临床前研究阶段以及发现阶段时期，某些试验必须使用动物进行，诸如药代动力学研究、体内药效研究、安全性评价等研究工作，承担这些研究的单位必须持有《试验动物许可证》。

3. 药品研发存在不确定性

从整体上看，创新药物的研发不同于仿制药物的开发，仿制药物的开发是一种验证性行为，而创新药物的开发是一种探索性行为，存在很强的不确定性。

案　例

"反应停"带来的"海豹儿"悲剧

1953 年，一个化合物——沙利度胺合成了，本来想将它用于抗菌，但没有效果。联邦德国的一个药厂发现沙利度胺有一定的镇静催眠作用，还能够显著抑制孕妇的妊娠呕吐。

1957 年 10 月，沙利度胺正式投放到欧洲市场，被包装成"没有任何副作用的抗妊娠反应药物"，还得名"反应停"。沙利度胺迅速在欧洲、非洲、澳大利亚和拉丁美洲风靡，大量孕妇使用。

可是，仅仅一年，欧洲的医生们发现，本地区畸形婴儿（海豹儿，上肢发育畸形）的出生率明显上升，并发现这种畸形与沙利度胺息息相关。1961 年，沙利度胺在全世界市场被召回，并于 1963 年正式撤市。截止到沙利度胺被召回，全世界约有 15000 名婴儿受害。德国公司 Chemie Grünenthal 也因此支付了巨额赔偿，被迫倒闭。

就在沙利度胺风靡欧洲时，美国 FDA 拒绝了这一药物的上市申请。FDA 负责这一申请审批的官员弗兰西斯·凯尔西注意到，沙利度胺的人体试验和动物试验数据存在较大差距，她以药理活性不明确，并且人和动物差异大为由拒绝批准。尽管药企向她施压，她还是顶住了压力，避免了悲剧在美国发生。

后来的研究发现，沙利度胺分子是一对镜像异构体，一个异构体有镇静作用，但另一个异构体会导致畸形。在身体中，这两个异构体可以互相转化，所以即使是只服用有镇静作用的那个，到体内也会有一半转化为有致畸作用的那个，这意味着副作用没法避免。

> 这则案例说明了新药研发具有什么特点？作为药品研发人员，应该吸取什么教训？

二、新药研发的复杂过程

（一）新药的发现

1. 选择与确认药物作用靶点

早期人们对药物作用靶标认识有限，往往只知道有效，但不知如何起效。比如，最早人们知道阿司匹林具有解热、消炎、止痛、抗血栓等作用，后来才知道作用机理为抑制前列腺素合成。现代生物医学的研究进展，以及人类基因图谱的建立，让人类对疾病的机理了解更加准确，为新药开发提供了明确的方向、具体的靶标。

2. 确定先导化合物

根据选定的药物作用靶标，药物化学研究人员的任务是要找到一个对该靶标有作用的化合物。化合物的来源有多种选择，一是来自植物、动物或海洋生物等天然产物；二是根据靶标的空间结构，利用计算机模拟设计并合成化合物；三是根据文献报道或以前其他项目的研究发现。

3. 筛选活性化合物，确定候选药物

围绕先导化合物，设计并合成大量新化合物，通过对所合成化合物的活性以及构效关系进行分析，从而指导后续的化合物结构优化和修饰，目的是找到活性更好的化合物，最终在满足基本生物活性的最优化合物中确定候选药物，进入后续研发。

小故事

二战士兵们的"救命药"

1928年，英国细菌学家弗莱明发现了一种新霉菌，其周围的葡萄球菌菌落被溶解无法生长。当时同事们认为这只受到污染的培养皿应该废弃，但弗莱明认为值得研究。最终，他确认这是一种尚未被人类发现的物质，有着极强的杀菌作用。因为是青霉分泌，就被命名为青霉素。

不过，弗莱明没能成功提纯出这种物质。直到1941年，弗洛里与钱恩实现了对青霉素的分离与纯化，1942年实现了大规模生产，青霉素于1943年获批上市。

在第二次世界大战中，正是由于青霉素的发现与使用，无数人被拯救。也是因为抗生素领域的研究进展，人类的预期寿命大大延长。

从错误的实践中发现新药

美国哈佛大学的一位儿童病理学家，误认为儿童白血病是由于叶酸缺乏所引起，因而用叶酸治疗。经临床观察用叶酸后，病人的病情反而加重。这时启发了医生，若用抗叶酸的物质治疗儿童白血病可能会有效；于是寻找抗叶酸的物质，终于合成了抗代谢药——氨蝶呤。经临床应用确有疗效。这是从错误的实践中发现新药的一个实例。

（二）临床前研究

候选药物确定后，新药研发就进入开发阶段，药物开发第一阶段的目标就是完成临床前的研究，必须按照《药物非临床研究质量管理规范》完成相关试验。这里涉及多学科、多岗位的工作，比如药物合成、毒理学、药理学、药代动力学、药剂学、药物分析学等，要求学科之间协作完成。

（三）临床试验

临床试验，指以人体（患者或健康受试者）为对象的试验，意在发现或验证某种试验药物的临床医学、药理学以及其他药效学作用、不良反应，或者试验药物的吸收、分布、代谢和排泄，以确定药物的疗效与安全性的系统性试验。

研发人员要做到：在临床试验约定的期限内有按照试验方案入组足够数量受试者的能力；在临床试验约定的期限内有足够的时间实施和完成临床试验；在临床试验期间有权支配参与临床试验的人员，具有使用临床试验所需医疗设施的权限，正确、安全地实施临床试验；在临床试验期间确保所有参加临床试验的人员充分了解试验方案及试验用药品，明确各自在试验中的分工和职责，确保临床试验数据的真实、完整和准确；研究者监管所有研究人员执行试验方案，并采取措施实施临床试验的质量管理；临床试验机构应当设立相应的内部管理部门，承担临床试验的管理工作。

药物临床试验分为Ⅰ期临床试验、Ⅱ期临床试验、Ⅲ期临床试验、Ⅳ期临床试验以及生物等效性试验。根据药物特点和研究目的，研究内容包括临床药理学研究、探索性临床试验、确证性临床试验和上市后研究。

（四）新药申请与上市

完成临床试验并分析所有资料及数据，并证明药物的安全性和有效性，新药申请人向药品监管部门提交新药申请，并按要求提交收集到的科学资料。新药申请获得批准后，该新药即可正式上市。之后，新药申请人必须定期向药品监管部门呈交该药物的副作用情况和质量管理记录等有关资料。

由此可见，新药研发是一个高科技、高风险、高投入的行业，其研发周期长，涉及多学科、多专业的密切配合与协调。

知识拓展

《药物临床试验质量管理规范》（GCP）

药品临床试验是药品在人体进行的安全性与疗效的评价。药品临床试验管理规范是临床试验全过程（包括方案设计、组织、实施、监查、稽查、记录、分析总结和报告）的标准规定。为保证药品临床试验结果科学可靠，保护受试者合法权益，药品临床试验应遵循GCP的原则，这是药品临床试验过程规范的重要保证。因此，各级药品监督管理部门和卫生行政部门，以及参与药品临床试验的医疗机构、研制单位和合同研究组织应充分认识到实施GCP的重要性和必要性。

新修订的《药物临床试验质量管理规范》（2020年第57号）已于2020年4月23日印发，自7月1日起施行。2003年国家食品药品监督管理总局发布施行《药物临床试验质量管理规范》（局令第3号，简称《规范》），对推动我国临床试验规范研究和提升质量起到了积极作用。

随着我国药品研发的快速发展和药品审评审批制度改革的深化，《规范》中一些规定内容已经不再适用，药物临床试验领域新概念的产生和新技术的应用，如基于风险的质量管理、电子数据等，尚未纳入《规范》中；近年药物临床试验数据核查中发现比较集中的问题，如申办者、研究者、伦理委员会等各方的责任理解不清晰，试验操作不够规范，对于受试者的权益、安全保障不足，需要在《规范》中明确和细化要求；国家药品监管部门加入人用药品注册技术要求国际协调会（ICH）并成为管委会成员，应当遵循和实施相关指导原则，《规范》与ICH GCP指导原则在体例上存在较大差异，需要对《规范》做出相应的修改和增补，以适应药品监管工作的需要。新修订的《药物临床试验质量管理规范》以下要求更加明确：

1. 细化明确参与方责任
2. 强化受试者保护
3. 建立质量管理体系
4. 优化安全性信息报告
5. 规范新技术的应用
6. 参考国际临床监管经验
7. 体现卫生健康主管部门医疗管理的要求

三、严格的国家药品标准体系

1. 《中国药典》

《中国药典》是保障公众用药安全、保证药品质量的法定技术规范，是药品生产、供应、使用、检验和药品管理部门共同遵循的法定依据。1953年，国家颁布第一版《中国药典》。改革开放以后，《药品管理法》明确了药品标准的法定地位，药品标准工作和《中国药典》制修订工作步入法治化轨道。建国至今，我国已经颁布实施10版药典，现行版本为2015年版，收载品种总数达到5608个，是第一版中国药典收载数量的10倍，品种种类也更为齐全，涵盖了基本药物、医疗保险目录品种和临床常用药品，更加适合于临床用药的需求。

2. 《中国上市药品目录集》

《中国上市药品目录集》收录具有安全性、有效性和质量可控性的药品，并确定参比制剂和标准制剂。它的意义在于：深化药品审评审批制度改革，保护和促进公众健康，维护公众用药权益，降低用药负担，提高药品可及性；促进药物研发创新，保护专利权人合法权益；鼓励仿制药发展，提高仿制药质量，明确仿制药的标准，降低仿制药专利侵权风险；明确药品审评审批与创新药专利权人、仿制药申请人的责任与义务，探索建立药品专利链接、专利挑战、专利期限补偿等制度；方便行业和公众及时、准确、全面了解上市药品的相关信息。

四、完善的药品法律法规体系

1. 《药品管理法》
2. 《药品管理法实施条例》
3. 《药品注册管理办法》
4. 《药物临床试验质量管理规范》
5. 《药物非临床研究质量管理规范》

五、药品研发中涉及的伦理学问题

人体实验是医药科研的重要手段，任何一种新药无论经过多少次动物实验，由于人和动物之间存在的差异，在推广到病人身上之前总要经历一个人体实验阶段。

现代科学发展为人体实验提供了更好更完备的条件，安全有了保障，实验风险也小了很多。因此，医药职业者应按照科学的原则进行人体实验，以最短的时间，最少的人力、物力得到最可靠的科学结论。所以，现在各国普遍认为，在保证受试者知情权的前提下，科学地进行人体实验，是符合医药职业道德基本思想和初衷的。

世界医学会制定《赫尔辛基宣言》，是作为关于涉及人类受试者的医学研究，包括对可确定的人体材料和数据的研究，提出了关于医药学人体实验的道德原则。医学研究应遵从伦理标准，对所有的人加以尊重并保护他们的健康和权益。有些受试人群是弱势群体，需加以特别保护。必须认清经济和医疗上处于不利地位的人的特殊需要。要特别关注那些不能做出知情同意或拒绝知情同意的受试者、可能在胁迫下才做出知情同意的受试者、从研究中本人得不到受益的受试者及同时接受治疗的受试者。

我国《药品注册管理办法》第三章第二十五条规定开展药物临床试验，应当经伦理委员会审查同意。并在《涉及人的生物医学研究伦理审查办法》中明确规定了以下审查原则。

（1）知情同意原则。尊重和保障受试者是否参加研究的自主决定权，严格履行知情同意程序，防止使用欺骗、利诱、胁迫等手段使受试者同意参加研究，允许受试者在任何阶段无条件退出研究。

（2）控制风险原则。首先将受试者人身安全、健康权益放在优先地位，其次才是科学和社会利益，研究风险与受益比例应当合理，力求使受试者尽可能避免伤害。

（3）免费和补偿原则。应当公平、合理地选择受试者，对受试者参加研究不得收取任何费用，对于受试者在受试过程中支出的合理费用还应当给予适当补偿。

（4）保护隐私原则。切实保护受试者的隐私，如实将受试者个人信息的储存、使用及保密措施情况告知受试者，未经授权不得将受试者个人信息向第三方透露。

（5）依法赔偿原则。受试者参加研究受到损害时，应当得到及时、免费治疗，并依据法律法规及双方约定得到赔偿。

（6）特殊保护原则。对儿童、孕妇、智力低下者、精神障碍患者等特殊人群的受试者，应当予以特别保护。

知识拓展

知情同意

《涉及人的生物医学研究伦理审查办法》第三十七条

在知情同意获取过程中，项目研究者应当按照知情同意书内容向受试者逐项说明，其中包括：受试者所参加的研究项目的目的、意义和预期效果，可能遇到的风险和不适，以及可能带来的益处或者影响；有无对受试者有益的其他措施或者治疗方案；保密范围和措施；补偿情况，以及发生损害的赔偿和免费治疗；自愿参加并可以随时退出的权利，以及发生问题时的联系人和联系方式等。

项目研究者应当给予受试者充分的时间理解知情同意书的内容，由受试者做出是否同意参加研究的决定并签署知情同意书。

在心理学研究中，因知情同意可能影响受试者对问题的回答，从而影响研究结果的准确性的，研究者可以在项目研究完成后充分告知受试者并获得知情同意书。

任务二　认知药品科研领域的道德要求

问　题

因为药品研发直接涉及人的生命，在研究的目的、方法和手段的选择上，实验方式的采用上，实验的结果及成果应用方面，都和参与研究的各方面密切相关。其中实验主体与客体之间、客体与社会群体之间、主体群众内部同行之间、现实与长远之间的利益冲突，有时是十分尖锐的。在这些矛盾面前，药品科研人员要想确保自己的行为符合医药学人道主义的性质，使自己的行为符合人类整体健康利益和受试者个人至高无上的生命利益的需要，这就变得相当困难。

那么，这就需要一种广泛的引导力与约束力来发挥作用，它就是药品科研道德。药品科研领域的职业道德有什么作用？又有哪些要求呢？

一、药品科研道德的作用

药品科研道德是医药学发展和药品科研的精神动力和必要导向。它规范了药学的正确发展方向，确保了药品科研的人道主义性质。

1. 明辨药品科研领域的是非问题

药品科研道德正确观念可以使人们在科研过程中认识"善"与"恶"，明辨"是"与"非"，分清"正确"与"错误"，从而解决问题的"应该"与"不应该"，使药品科研人员做出正确的行为选择判断。药品科研道德引导药品科研人员不断完善自身的道德人格，树立正确的科研目的，追求更远大的目标，从而保证药品科研事业的完美和发展。例如，当药品科研领域当中的各种利益发生矛盾时，药品科研道德就会指导科研人员的行为，解决"做什么"和"怎样做"的问题，从而保证药品科研人员的行为有所遵循，药品科研能够正常有序地进行。

2. 引领药品科研的方向

把药品科研与人民需要、国家建设、医药学发展三者紧密结合起来是当今社会主义医药道德的要求。我国经济发展的状况实力决定了医药科学要解决什么问题，要进行怎样的研究。

对于药品科研人员的研究方向，发现和解决医疗卫生工作中的各种新问题、保障和增进人类的健康、推动社会主义发展，是应该首要考虑的问题；否则，药品科研就会失去社会价值和道德价值。如果药品科研人员有高尚的道德境界，他们应该从人民的利益出发来决定取舍；相反，如果药品科研人员从自身利益出发，一味追求成果、名利、地位等，这样的科研方向忽略了国家、人民的利益，必将给社会带来危害。随着新的诊断和治疗技术的不断问世、新的药物的出现，许多新的问题会产生，例如，有些新药品、新技术在具有诊断、治疗和保健作用的同时，还具有某种副作用，这种副作用也必须是药品科研人员重点考虑的一项问题，急于求成而如果忽略这一问题，反而会影响到病人的健康。

我国著名的医药学家楼之岑教授选择课题时首先考虑人民健康和国家建设的需要，而不是片面强调和追求高深的理论。他常说："国家亟待解决的问题，就是科研首先要解决的课题。"他用实际行动为科研人员树立了榜样。

课堂讨论

文件一

国卫药政发〔2014〕29号提出保障儿童基本用药需求，促进儿童用药安全科学合理使用，对于防治儿童疾病、提升儿童健康水平具有重要意义。当前，我国儿童用药适宜品种少、适宜剂型和规格缺乏、药物临床试验基础薄弱、不规范处方行为和不合理用药等问题仍比较突出，亟待采取措施予以解决。

一、加快申报审评，促进研发创制

二、加强政策扶持，保障生产供应

三、完善体系建设，提高临床使用综合评价能力

四、强化监督管理，确保质量安全

五、坚持中西药并重，发挥中医药特色优势

六、加强合理用药宣传，提高全民健康意识

各地区各有关部门要充分认识保障儿童用药工作的重要性，统筹推进，抓好落实。有关部门要加强沟通协作、政策衔接和对地方的指导。各地要结合实际细化工作措施，推动各项工作顺利开展。

文件二

国卫办药政函〔2016〕573号提出根据中央全面深化改革领导小组办公室2016年重点改革任务分工安排，为深化医改，进一步做好保障儿童用药工作，促进儿童适

宜品种、剂型、规格的研发创制和申报审评，满足儿科临床用药需求，国家卫生计生委、工业和信息化部、食品药品监管总局组织专家制定了《首批鼓励研发申报儿童药品清单》。

阅读以上两个文件，从医药职业道德角度谈谈药品科研机构及人员应该怎么做？

3. 为医药科学发展提供强大的精神动力

药品科研道德要求药品科研人员有不畏困难、实事求是的勇气；有勇于探索、不断创新的精神；有甘于寂寞，玉汝于成的执着。药品科研人员具备了高尚的品德，有了精神动力，在科学事业的发展上披荆斩棘、勇往直前。古今中外，任何重大医药科学成果的取得，都是药品科研人员将高度的事业心和责任感、高尚的职业理想、严谨求实的治学态度和大公无私的献身精神、艰苦奋斗的工作作风紧密结合起来的结果。在医药科学史上，许多著名的医药学家不仅在自己的学术领域内有突出的造诣，而且也为社会科学发展做出了重大贡献，体现出了为社会、为科学献身的高尚品德。

二、药品科研领域的职业道德

1. 尊重事实，实事求是

实事求是是科学的灵魂。科学本质的特征就是尊重事实，实事求是。医药科研要揭示人体生命现象的本质，探寻增进人类健康，战胜疾病的方法和途径，就必须在客观事实的基础上，实事求是地抽取反映客观实际的规律。药品研发人员只有尊重科学，尊重事实，坚持客观诚实的原则，才能真正揭示医药学的客观规律。

药品科研过程中无一处不要求实事求是。例如，无论在推广、宣传药品科研成果时，还是在撰写科研论文、著作时，都要求真实、准确。科研道路从不是一帆风顺的，不断修正错误也是实事求是的具体要求。勇于正视并修正错误不仅不会影响自己的声誉，反而更能证明自己品德的高尚。唐代名医王焘编写《外台秘要》所引材料出自 69 家方书，王焘每方详尽地注明引文出处以使日后查找与校正。假如，药品科研人员如果在研究结果的解读上不尊重科学，弄虚作假，最终有可能会给患者造成伤害，事实真相不容掩盖，这种行为会受到同行的鄙视，也会遭受社会的惩罚。因此，在科学研究中，要力戒那种弄虚作假、不顾事实、欺世盗名的恶劣作风。

由于医药领域的特殊性，尊重事实就是尊重人的生命。药品科研需要进行大量的实验。在实际工作中，实验设计必须合理，并全部完成各项实验步骤和项目；在实验中必须观察和记录，如实记录实验数据，保证实验结果的可靠性、准确性和可重复性；对实验结果的分析，一方面，应客观地估计实验过程中的各种主观因素，另一方面在与假说相对照时应注重实验结果，如发现实验不符合要求或失败时，必须重新实验，而不能把失败或不合格的结果作为依据；对于实验中获得的各种原始材料、数据，经过归纳、科学统计处理，通过科学思维进行抽象和概括，做出符合实际的总结和科学结论。药品科研人员应耐心、谨慎、尊重事实，客观地将研究结果做出评价，这样才是对人类健康负责，才能推动医药科研事业健康发展。

课堂讨论

《药品注册管理办法》要求实事求是

第十条　申请人在申请药品上市注册前，应当完成药学、药理毒理学和药物临床试验等相关研究工作。药物非临床安全性评价研究应当在经过药物非临床研究质量管理规范认证的机构开展，并遵守药物非临床研究质量管理规范。药物临床试验应当经批准，其中生物等效性试验应当备案；药物临床试验应当在符合相关规定的药物临床试验机构开展，并遵守药物临床试验质量管理规范。

申请药品注册，应当提供真实、充分、可靠的数据、资料和样品，证明药品的安全性、有效性和质量可控性。

使用境外研究资料和数据支持药品注册的，其来源、研究机构或者实验室条件、质量体系要求及其他管理条件等应当符合国际人用药品注册技术要求协调会通行原则，并符合我国药品注册管理的相关要求。

第三十三条　申办者应当在开展药物临床试验前在药物临床试验登记与信息公示平台登记药物临床试验方案等信息。药物临床试验期间，申办者应当持续更新登记信息，并在药物临床试验结束后登记药物临床试验结果等信息。登记信息在平台进行公示，申办者对药物临床试验登记信息的真实性负责。

阅读药品注册的严格要求，论述药品科研实事求是的必要性。

---

2. 开拓进取，勇于创新

创新，是一个民族进步的灵魂，是一个国家兴旺发达的不竭动力，也是我们中华民族最深沉的民族禀赋。科技创新离不开"斗争精神"。这种"斗争精神"可以表现为一种主动创新意识。它是科研人员进行科技创新活动的内在动力，也是创造性思维和创造力的前提。人们只有具备了主动创新意识，才敢去想前人没想过的科学设想，才敢去突破前人不曾突破过的科学问题。这种"斗争精神"既是"与天斗"，从最早的钻木取火到今天的互联网时代，科技的每一次进步都是与自然规律的抗争；也是"与人斗"，不断突破他国重重技术封锁，实现逆袭领先。

创新的目的就是谋求学科的大进步、大发展，就是追求思想的升华、理论的突破、技术的变革，不是简单的复制、模仿或翻译。因此，要特别加强知识产权保护，高标准、严要求、细落实，才能真正实现创新。虽然创新非一朝一夕可以成功，但每一个致力创新的医药人都应明志笃行，以创新高度为追求，做前人没有做过的事，填补空白，才能够实现有品质、有价值、有成就的成功创新。

我国医药发展过程中，从不缺乏创新。中医药是我国传统医学中的瑰宝，是我国独特的卫生资源、优秀的文化资源、具有原创优势的科技资源，也是潜力巨大的经济资源和重要的生态资源。中医药的发展史，就是一部创新史。从《黄帝内经》奠定中医理论体系，到明清时期瘟病学的产生，再到现代青蒿素的诞生……创新，始终是推动中医药发展的根本动力。

随着人类疾病谱的变化，中医药需要源源不断地注入创新的"源头活水"，在更多领域取得新突破。当前，大数据、人工智能等先进技术为中医药研究突破提供了有力支持，多学科、跨行业合作为加快中医药现代化发展带来广阔空间。坚持中医药学的文化自信，弘扬创新精神，在新时代让传统中医药再放异彩，造福世人。

"创新"的同时，中医药科研不能忘记"守正"。"传承精华，守正创新"，正确处理传承与创新的辩证关系，关系到中医药的前途和命运。当前，中医药面临着传承不足、创新不够的局面，严重制约着中医药的发展。传承是为了保根，没有传承就不能正本清源；创新是为了提升，没有创新就不能与时俱进。在传承中创新，在创新中传承，才能推动中医药高质量发展。

医药科学每前进一步都会面对着更多的未知空间。只有敢于探索，勇于进取，才能迈进新的领域。没有创新和探索，前进的步伐就会停滞。科学不承认"终极"真理，更不允许为它划定"禁区"。医药学发展史上每个新的建树，无不是对它以前的某种权威理论的挑战，因此药品科研人员要以不盲从、不迷信为信条，解放思想，做勇于开辟新道路的勇士。药品科研人员在进行科学实验时不可能一帆风顺，挫折、困难、失败都是不可避免的。任何成功都是千百次失败换来的，没有彻底的献身精神和顽强的意志不可能完成创新的事业。科学对人们意志的考验，常常是十分严峻的。它不仅需要耗尽心血，有时甚至需要做出重大牺牲，包括宝贵的生命。

小故事

勇于创新不怕牺牲的维萨里

安德烈·维萨里是著名的医生和解剖学家，近代人体解剖学的创始人。维萨里与哥白尼齐名，是科学革命的两大代表人物之一。1514 年 12 月 31 日，维萨里生于布鲁塞尔的一个医学世家。他的曾祖、祖父、父亲都是宫廷御医，家中收藏了大量有关医学方面的书籍。维萨里幼年时代就喜欢读这些书，从这些书中他受到许多启发，并立下了当一个医生的志向。

维萨里勤奋好学，在自学过程中掌握了一定的解剖学知识，所以他曾一针见血地指出盖仑解剖学中的错误和教学过程中的弊病，并决心改变这种现象。为了揭开人体构造的奥秘，维萨里常与几个比较要好的同学在严寒的冬夜，来到郊外无主坟地盗取残骨；或在盛夏的夜晚，偷偷地来到绞刑架下，盗取罪犯的遗尸。他专心地挑选其中有用的材料，对于所得到的每一块骨头，都如获至宝，精心地包好带回学校。回来后，又在微弱的烛光下偷偷地彻夜观察研究，直到弄明白为止。

维萨里的这种唯物主义的治学方法和解剖学的成就，触犯了旧的传统观念，冲击了校方的陈规戒律，引起了守旧派的仇恨和攻击。

后来，经过 5 年的努力，1543 年，年轻的维萨里终于完成了按骨骼、肌腱、神经等几大系统描述的巨著《人体构造》。他在这部伟大的著作中，以大量、丰富的解剖实践资料，对人体的结构进行了精确的描述。可以说，《人体构造》一书是科学的解剖学建立的重要标志。

维萨里在书中说：人的股骨是直的，而不是像狗的那样是弯的。在教会的迫害下，维萨里不得不在《人体构造》一书出版的第二年，也就是在 1544 年，愤然离开帕都瓦。

尽管如此，教会仍不肯放过他，判了维萨里死罪。由于国王出面干预，才免于死罪，改判往耶路撒冷朝圣，了结了此案。但在归航途中，航船遇险，年仅50岁的维萨里不幸身亡。

知识拓展

相关法律及政策

创新是推动药品高质量发展的力量源泉。我国修订的《药品注册管理办法》鼓励药物研制和创新的内容，以提高药品可及性。一是结合我国医药产业发展和临床治疗需求实际，参考国际经验，增设药品加快上市注册程序一章，设立突破性治疗药物、附条件批准、优先审评审批、特别审批四个加快通道，并明确每个通道的纳入范围、程序、支持政策等要求。二是将《药品管理法》《疫苗管理法》及国务院文件中列明的临床急需的短缺药、儿童用药、罕见病用药、重大传染病用药、疾病防控急需疫苗和创新疫苗等均明确纳入加快上市注册范围。

支持中药传承和创新，一直是药品监管工作的重要内容。为突出中药优势，充分考虑中药特点，这次修订《药品注册管理办法》明确国家鼓励运用现代科学技术和传统研究方法研制中药，建立和完善中药特点的注册分类和技术评价体系，促进中药传承创新，同时注重对中药资源的保护，促进资源可持续利用。后续，将制定中药注册管理的专门规定，更好地促进中药产业高质量发展。

近几年来，我国医药研发增速已经跃升全球前列，创新产出和能力快速提高。新药研发领域的投资热度也空前高涨，中国创新药市场从未有过当下这般热度——在早已告别缺医少药的时代，一批创新药品企业正接连从自己的产品线中拿出中国制造的创新药物。

3. 团结协作，同心协力

随着新技术、新知识不断出现，各学科的传统界限正在逐渐消除，任何一个科研工程或项目都是群体合作的结果。许多重大课题的研究都体现了多方面力量、多学科的合作。对于高科技、高投入、高风险的药品研发来讲，药品科研人员更需要具有团结协作的道德意识。

随着现代医药科学技术的发展，医药科学与其他学科之间交叉越来越密切，各学科体系内分科也不断精细化。一项现代药品科技课题的完成，不仅要求本学科科研人员精诚团结、亲密合作，而且常常要求进行跨地区、跨学科、跨单位的分工协作，甚至有些课题需要国际间的科技协作才能完成，这样才能保证现代药物的研究和发展顺利进行，这就需要药品科研人员要善于和乐于协作。因此，药品科研应该朝着团结协作的方向不断努力，单打独斗、个人英雄不是药品科研所需要的。许多著名的医药学家取得的卓著成就，都是他们善于与人合作共事的结果。

科学具有继承性，每一代人的成绩都离不开前人的劳动成果。医药学的继承性尤为明显，没有前人的劳动，就不可能有后人的成功。从某种意义上说，尊重他人的劳动，实事求是地评价合作者的成果与贡献，正确处理与合作者的关系，正确对待自己的名利，这体现着一个科研人员的优良品德。

任务三　分析药品科研领域职业道德典型案例

一、从顾方舟身上学习药品科研道德

（一）顾方舟的故事

一粒小小的糖丸，承载着很多人童年里的记忆。这粒糖丸里包裹着的是顾方舟为抗击脊髓灰质炎而无私奉献的艰辛故事。

1955年，当时一种"怪病"在江苏南通暴发：全市1680人突然瘫痪，其中大多为儿童，并有466人死亡。这种病症是隐性传染，起初症状与感冒无异，一旦暴发，可能一夜之间，孩子的腿脚手臂无法动弹。炎症如果发作在延脑，孩子更可能有生命危险。这种疾病就是脊髓灰质炎，俗称小儿麻痹症。

当时，国际上存在"死""活"疫苗两种技术路线。当时的情况下，考虑个人的得失，选择"死"疫苗最稳妥，不会承担任何责任。死疫苗是比较成熟的路线，但要打三针，每针几十块钱，过一段时间还要补打第四针。要让中国新生儿都能安全注射疫苗，还需要培养专业的队伍，以当时的国力并非易事。而"活"疫苗的成本是"死"疫苗的千分之一，但因为刚刚发明，药效如何、不良反应有多大，都是未知之数。深思熟虑后，顾方舟认定，在中国消灭脊髓灰质炎，只能走"活"疫苗路线。一支脊灰活疫苗研究协作组随后成立，由顾方舟担任组长。为了进行自主疫苗研制，顾方舟团队在昆明建立医学生物学研究所，一群人扎根在距离市区几十公里外的昆明西山，与死神争分夺秒。就这样，一个护佑中国千万儿童生命健康的疫苗实验室从昆明远郊的山洞起家了。顾方舟自己带人挖洞、建房，实验所用的房屋、实验室拔地而起，一条山间小路通往消灭脊髓灰质炎的梦想彼岸。

顾方舟制订了两步研究计划：动物试验和临床试验。在动物试验通过后，进入了更为关键的临床试验阶段。按照顾方舟设计的方案，临床试验分为Ⅰ、Ⅱ、Ⅲ三期。

疫苗三期试验的第一期需要在少数人身上检验效果，这就意味着受试者要面临未知的风险。顾方舟和同事们毫不犹豫地做出自己先试用疫苗的决定。顾方舟义无反顾地喝下了一小瓶疫苗溶液。吉凶未卜的一周过去后，他的生命体征平稳，没有出现任何异常。但是必须证明这疫苗对小孩也安全才行，顾方舟毅然做出了一个惊人的决定：瞒着妻子，给刚满月的儿子喂下了疫苗！实验室一些研究人员做出了同样的选择：让自己的孩子参加了这次试验。经历了漫长而煎熬的一个月，孩子们的生命体征正常，这一期临床试验顺利通过。

1960 年底，首批 500 万人份疫苗在全国 11 个城市推广开来。投放疫苗的城市，流行高峰纷纷削减。面对逐渐好转的疫情，顾方舟没有大意，他意识到疫苗的储藏条件对疫苗在许多地区的覆盖来说难度不小，同时服用也是个问题。经过反复探索实验，陪伴了几代中国人的糖丸疫苗诞生了：把疫苗做成糖丸，首先解决了孩子们不喜欢吃的问题。同时，糖丸剂型比液体的保存期更长，保存的难题也迎刃而解，糖丸疫苗随后逐渐走到了祖国的每个角落。

——摘自新华社并改编

（二）案例分析与榜样学习

1. 临危受命，不怕困难

埋头深山，克服困难，建立脊灰疫苗生产基地。实验条件恶劣，最初的实验基地只有猿猴基地的猴舍，顾方舟带着人开始建造实验室，从一砖一瓦，到水、电、冰库。

2. 献身科研，勇于牺牲

由于找不到人来进行真正的临床试验，活疫苗的安全性在国际上一直饱受争议。面对未知的风险，他以身试药，以子试药，得到实验数据，换取他们平安。

3. 勇于探索，不断创新

从液体疫苗到固体糖丸，他让中国成为无脊髓灰质炎国家。疫苗需要冷藏保存，否则会失去活性，但当时只有大城市的防疫站才有冷藏条件，一般的中小城市、农村和偏远地区没法送达。而且疫苗是液体，运输不易，使用前还得稀释，很不方便。带着这样的问题，顾方舟和研究团队一起成功改进剂型，将脊灰疫苗做成一枚枚固体糖丸。这种剂型的改进，是中国消灭脊灰之路的独特创举。自此之后，糖丸疫苗陪伴了几代中国人。

> **学习心得**
>
> 通过学习"糖丸爷爷"顾方舟的事例，你有什么收获？

二、从屠呦呦身上学习药品科研道德

（一）屠呦呦与青蒿素

屠呦呦，浙江宁波人，著名药学家，中国中医科学院终身研究员兼首席研究员，青蒿素研究开发中心主任。2015 年 10 月，因发现青蒿素治疗疟疾的新疗法获诺贝尔生理学或医学奖。她是第一位获得诺贝尔科学奖项的中国本土科学家，第一位获得诺贝尔生理学或医学奖的华人科学家。

对于荣誉，屠呦呦想到的更多的不是个人的付出，而是团队的贡献。在诺贝尔奖基金会授予她 2015 年生理学或医学奖时，她说，这不仅是授予我个人的荣誉，也是对全体中国科学家团队的嘉奖和鼓励。她说，没有大家无私合作的团队精神，我们不可能在短期内将青蒿素贡献给世界。屠呦呦清楚地记得 1971 年 10 月 4 日，一双双眼睛紧张地盯着 191 号青蒿提取物样品抗疟实验的最后成果。随着检测结果的揭晓，实验室沸腾了：该样品对疟原虫的抑制率达到了100％。这是全世界疟疾病患者的福音，这一发明拯救了世界各地成千上万的生命。科学研究需要协作精神，屠呦呦属于那种脚踏实地，埋头苦干，一心要为国家、为民族"争名争利"的人。

可以得到科学界殊荣的人，必定有着不同常人的坚定毅力，做研究要耐得住寂寞。1955年屠呦呦大学毕业后，被组织分配到卫生部直属的中医研究院工作。因为疟疾全球肆虐，1969年，屠呦呦临危受命，担任"疟疾防治药物研究工作协作"项目中医研究院科研组长。科学实验充满了不确定性，其间经历了一次又一次的失败。但是，功夫不负有心人，在三年之后的1972年，项目组终于成功提取到了一种后来被命名为"青蒿素"的无色结晶体。青蒿素先后挽救了全球特别是发展中国家数百万人的生命，展现了"一株小草改变世界"的中医药魅力。

从1969年着手研究到2015年喜获"诺奖"，前后是46年的漫长历程。46年的默默无闻、寂寞奉献，并不是寻常人能做到的。不去追名逐利是一种品质。2016年2月，屠呦呦获"感动中国"2015年度人物。2016年3月，获影响世界华人终身成就奖。

——摘自学习强国陕西学习平台并改编

（二）案例分析与榜样学习

1. 中医药界的骄傲，全世界女性的骄傲

从1901年到2014年，诺贝尔奖委员会总共颁出了105次诺贝尔生理学或医学奖，其中有11位女性获奖。屠呦呦是诺贝尔医学奖的第12位女性得主。她不仅是中国医药界的骄傲，也是全世界女性的骄傲。

2. 自我牺牲，勇于献身

通过自身的临床实践，"以确保病人的安全"，这简单而深刻的话语，是她人格魅力的最真实体现。科学最需要的是献身精神。在对青蒿素进行动物实验时，曾发现有一过性转氨酶升高等现象，大家都很担心。当时，屠呦呦和她的两位同事勇敢地站出来，决定亲自试服。直到确认药物安全，才投入临床给病人服用。她用自己的身体亲自验证药物的安全性，自己却因此得了中毒性肝炎。这样的献身精神是科学研究中最值得珍视的。

3. 甘于寂寞，淡泊名利

46年潜心耕耘，46年默默无闻，这需要一种耐得住寂寞的精神，更需要一种不为浮华所扰的定力。几十年间，她与寂寞冷清相伴，同淡泊清苦相随，正因为吃得了坐冷板凳的苦，才能翻开生命的新篇、打开事业的新局。只有执着于内心的信仰和信念，才耐得住寂寞、挡得住诱惑、守得住清贫。

屠呦呦为青蒿素治疗人类疟疾奠定了最重要的基础，得到国家和世界卫生组织的大力推广，挽救了全球范围特别是广大发展中国家数以百万计疟疾患者的生命，为人类治疗和控制这一重大寄生虫类传染病做出了革命性的贡献，也成为用科学方法促进中医药传承创新并走向世界最辉煌的范例。屠呦呦荣获诺贝尔奖极大增强了我国科技界为建设创新型国家、实现民族伟大复兴的自信心。

学习心得

　　从屠呦呦的事迹上体现出了医药科研人员的哪些道德品质？在今后的学习与工作中你该怎么做？

思考与练习

一、简答题

1. 简答新药研发的复杂过程。
2. 为什么说药品科研道德引领着药品科研的方向？请举例说明。

二、实例分析题

　　"杆菌之父"科赫，是最早证实结核杆菌引起、传播肺结核的科学家，由于对医学和细菌学的一系列贡献，他荣获了诺贝尔生理学或医学奖。科赫功成名就以后，丝毫没有陶醉，反而激发了他"讨伐"病原菌的更大热情和决心，他率领助手们转战埃及、印度、南非和东非等地，冒着随时可能被传染病感染的危险，成功地控制住了牛瘟、鼠疫、回归热、昏睡病等可怕疾病的蔓延。大家称颂科赫为"世界传染病消防队队长"。亚得里亚海中的布里俄尼岛（属克罗地亚）上的居民，为感激科赫把他们从疟疾中拯救出来，特意在海岛悬崖上为他树立了纪念碑。科赫在晚年辞去了行政职务，谢绝了一切荣誉，但是直到生命最后一刻，他仍然没有放弃对病原菌的研究。在科赫的一生中，巨大职业成就与高尚职业道德交相辉映、相得益彰。

　　阅读以上材料，说说科赫身上反映了哪些高尚的职业道德品质？

项目三

药品生产之——质量为本、精益求精

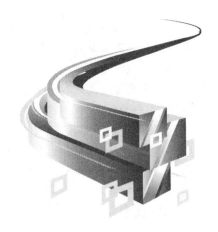

学习目标

[知识目标]　掌握生产区环境、设备以及特殊商品对生产环境的要求，掌握 GMP 的指导思想和实施原则；熟悉药品生产环境工艺布局；了解环境参数设置和厂房环境的特殊要求。

[能力目标]　学会生产过程的规范化操作和管理，建立良好的 GMP 意识，能理解并解释生产过程中的职业道德要求及其意义。

[价值目标]　在药品生产领域，努力形成科学生产、保护环境的劳动意识，培养质量第一、精益求精的工匠精神和忠于职守、勇于担责的道德品质。

情境导入

保障药品质量安全责任重于泰山

药品质量重于泰山。近年来，国家药监部门聚焦风险隐患，综合运用现场检查、监督抽验、监测评价等手段，不断强化风险排查和事中事后监管，持续加大现场检查力度、强化风险监测评估、严惩违法犯罪行为。药品生产过程是药品质量控制中的重要环节。药品生产所在的生产环境、设施设备、物料管理、制度文件以及人员素质等，都不可避免地影响着药品的质量。本部分内容，着重从药品生产环境要求以及人员素质进行分析，旨在让同学们牢固树立药品生产过程中强烈的质量意识、安全意识。

任务一　认知药品生产的特殊环境要求

案　　例

甲氨蝶呤事件

2007 年 7 月 6 日，国家药品不良反应监测中心陆续收到广西、上海等地部分医院的药品不良反应病例报告。患者共同使用了标示为××××制药厂生产的注射用甲氨蝶呤（批号为××××A、××××B，规格 5mg）。为保证公众用药安全，国家药监局决定暂停上述批号产品的销售和使用。

药品，是指用于预防、治疗、诊断人的疾病，有目的地调节人的生理机能并规定有适应证或者功能主治、用法和用量的物质，包括中药材、中药饮片、中成药、中西成药、化学原料药及其制剂、抗生素、生化药品、放射性药品、血清、疫苗、血液制品和诊断药品等。药品是一种特殊商品，其特殊性主要表现在药品所具有的专属性、两重性、时效性和质量控制严格性等四个方面。药品作用于患者，但患者无法辨认其内在质量，药品质量不能保证或使用方法、用量不当，不仅不能"治病"，还可能"致病"，甚至危及生命安全。因此，我们必须确保药品的安全、有效、均一、稳定。为保证药品质量，就要对药品的生产环境提出特殊的要求，生产环境必须符合所生产药品的工艺和质量特性的要求。

我国药品生产必须遵守药品生产质量管理规范（2010 年修订），即 GMP。GMP 对生产人员卫生、厂房及设施、设备、用水、物料、包材、仓储等对药品质量有影响的生产环境因素都做了具体规定。

一、药品生产企业的厂址选择

厂房的选址、设计、布局、建造、改造和维护必须符合药品生产要求，应当能够最大限度地避免污染、交叉污染、混淆和差错，便于清洁、操作和维护。2013 年我国发布了新版的《洁净厂房设计规范》（GB 50073—2013）作为工业生产用洁净厂房设计的国家统一标准，标准对工业洁净厂房的环境选择进行了规定。同时，《制药企业 GMP 实施与认证指南》中，对药品生产企业的厂址选择也做出了相应的规定。洁净厂房设计必须贯彻执行国家的有关方针政策，做到技术先进、经济合理、安全适用、确保质量，符合节约能源和环境保护的要求。具体表现在以下几方面：

（1）洁净厂房位置选择应符合下列规定：①应在大气含尘量小、含菌浓度低、无有害气体、自然环境好、对药品质量无有害因素、卫生条件较好的区域；②应远离铁路、码头、机场、交通要道以及散发大量粉尘和有害气体的工厂（如化工厂、染料厂及屠宰厂等）、贮仓、堆场等有严重空气污染、水质污染、振动和噪声干扰的区域。如不能远离严重空气污染区，则应位于其最大频率风向上风侧，或全年最小频率风向下风侧，洁净厂房最大频率风向上风侧有烟囱时，洁净厂房与烟囱之间的水平距离不宜小于烟囱高度的 12 倍；③排水良好，应无洪水淹没危险；④目前和可预见的市政区域规划，不会使厂址环境产生不利于药品质量的影响；⑤水、电、燃料、排污、物资供应和公用服务条件较好或所存在的问题在目前和今后发展时能有效、妥善地解决。

（2）对于兼有微振控制要求的洁净厂房的位置选择，应实际测定周围现有振源的振动影响，并应与精密设备、精密仪器仪表允许环境振动值进行分析比较。

（3）洁净厂房与交通干道之间的距离不宜小于 50m。

（4）洁净厂房周围宜设置环形消防车道（可利用交通道路），如有困难时，可沿厂房的两个长边设置消防车道。

（5）洁净厂房周围的道路面层，应选用整体性好、发尘少的材料。

（6）洁净厂房周围应进行绿化。可铺植草坪、种植对大气含尘度不产生有害影响的树木，并形成绿化小区。但不得妨碍消防操作。

在根据上述原则选择厂址的同时，应当经过技术经济方案的比较论证后，才能确定最终厂址。

二、药品生产环境的一般要求

1. 药品生产企业的总平面布置遵循原则

（1）药品生产企业的总平面布置在遵循国家有关工业企业总体设计原则外，还应按照不对药品生产产生污染，营造整洁的生产环境的原则确定。

（2）生产、行政、生活和辅助区的总体布局应合理、不得互相妨碍。

（3）生产厂房应布置在厂区环境清洁区域，厂区的地面、路面及运输不应对药品的生产造成污染。

（4）药品生产厂房与市政交通干道之间距离不宜小于 50m。

（5）对于兼有原料药和制剂的药品生产企业，应考虑产品的工艺特点和防止生产时发生交叉污染，合理布局、间距恰当。原料药生产区应置于制剂生产区的下风侧，青霉素类等高致敏性药品生产厂房的设置应严格考虑与其他产品的交叉污染。

（6）在符合消防安全和尽量减少互相交叉污染的原则下，宜减少独立厂房幢数，建立联合厂房，以减少厂区道路及其造成的污染，减少厂区运输量和缩短运输线路。但生产青霉素类等高致敏性药品必须使用独立的厂房与设施；避孕药品的生产厂房应与其他药品生产厂房分开；生产用菌毒种和非生产用菌毒种、生产用细胞与非生产用细胞、强毒与弱毒、死毒与活毒、脱毒前与脱毒后的制品和活疫苗与灭活疫苗、人血液制品、预防制品等的加工或灌装不得同时在同一生产厂房内进行，其贮存要严格分开。

（7）危险品库应设于厂区安全位置，并有防冻、降温、消防措施；麻醉药品和剧毒药品应设专用仓库，并有防盗措施。

（8）动物房的设置应符合国家颁布的有关规定，并有专用的排污和空调设施。

（9）厂区布置和主要道路应贯彻人、物流分流的原则，尽量避免相互交叉。厂区道路面应选用整体性好、灰尘少的材料，如沥青、混凝土。厂房与道路之间应有一定距离的卫生缓冲带，缓冲带可种植草坪，严禁种花，树木周围以卵石覆盖土壤，绿化设计做到"土不见天"。

（10）厂房周围宜设环形消防车道（可利用交通道路），如有困难时，可沿厂房的两个长边设置消防通道。

（11）药品生产厂房周围不宜设置排水明沟。

（12）车辆的停车场应远离药品生产厂房。

（13）生产废弃物的回收应独立设置。

2. 药品生产区域的环境参数要求

药品生产区域的环境参数主要包括空气洁净度（尘粒数和微生物数）、温度和湿度、新鲜空气量、压差、照度、噪声等。为了保证药品生产质量、防止生产环境对药品的污染，生产区域必须满足规定的环境参数标准。药品生产区域应以空气洁净度（尘粒数和微生物数）为主要控制对象，同时还应对其温度、湿度、新鲜空气量、压差、照度、噪声等参数做出必要的规定，其中至少应对温度、湿度、压差、悬浮粒子、微生物进行验证。同时，环境空气中不应有不愉快气味以及有碍药品质量和人体健康的气味。

3. 工艺布局的基本要求

工艺布局应按产品或剂型的生产工艺流程要求做到布置合理、紧凑，有利于生产操作，并能保证对生产过程进行有效的管理。工艺布局要避免人、物流之间的混杂和交叉，防止引起污染和交叉污染，并符合下列要求：

（1）应分别设置人员和物料进、出生产区域的通道，必要时应设置极易造成污染的物料和废弃物的专用出口。

（2）进入洁净区的人员必须有相应的净化用室和设施，其要求应与生产区洁净级别要求相适应。

（3）进入洁净区的物料必须有与生产区洁净级别相适应的净化用室和设施，根据实际情况可采用物料清洁室、货淋（气闸室）或传递窗（柜）进入洁净区，进入非最终灭菌无菌药品生产区的原辅料、包装材料和其他物品必要时还应设置灭菌室或灭菌设施，但不得对洁净环境产生不良影响。

（4）洁净区内物料传递输送路线尽量要短，减少折返。

（5）生产中的废弃物不宜与物料进口合用一个气闸或传递窗（柜）。

（6）洁净区内的半成品不宜直接进入一般生产区，可采用传递窗（柜）、气闸或设置相应的设施进入一般生产区，传输带不得穿越不同洁净级别区域。

4. 生产区环境、设备的基本要求

（1）洁净室（区）厂房内表面平整光滑、无裂缝、接口严密、无颗粒物脱落，便于清洁。其建筑结构、装备及其使用均具有减少该区域内污染的介入、产生和滞留功能。

（2）只有当温度、湿度、照度、压差、沉降菌、尘埃粒子等各项指标符合标准，才能进行生产。

（3）厂房应按照生产工艺流程及所要求的空气洁净度级别进行合理布局。同一厂房内以及相邻厂房之间的生产操作不得相互妨碍。不同品种、规格的生产操作不得在同一操作间同时进行。

（4）厂房应有防止昆虫和其他动物进入的设施。

（5）设备的设计、选型、安装应符合生产要求，易于清洗、消毒或灭菌，便于生产操作和维修、保养，并能防止差错和减少污染。

（6）用于生产和检验的仪器、仪表、量具、衡具，其适用范围和精密度应符合生产和检验要求，有明显的合格标志，并定期校检。

课堂讨论

为保证符合生产岗位的环境要求，我们如何做？可以从厂房环境维护、机器设备、人员自身等方面加以讨论。

三、不同产品对生产环境的特殊要求

为降低污染和交叉污染的风险，厂房、生产设施和设备在满足基本条件的同时，还应当根据所生产药品的不同特性、工艺流程及相应洁净度级别要求的不同，合理设计、布局，规范使用。

1. 综合考虑

厂房设计应当综合考虑药品的特性、工艺和预定用途等因素，确定厂房、生产设施和设备多产品共用的可行性，并有相应评估报告。

2. 区别对待

生产特殊性质的药品，如高致敏性药品（如青霉素类）或生物制品（如卡介苗或其他用活性微生物制备而成的药品），必须采用专用和独立的厂房、生产设施和设备。青霉素类药品产尘量大的操作区域应当保持相对负压，排至室外的废气应当经过净化处理并符合要求，排风口应当远离其他空气净化系统的进风口。生产 β-内酰胺结构类药品、性激素类避孕药品必须使用专用设施（如独立的空气净化系统）和设备，并与其他药品生产区严格分开。生产某些激素类、细胞毒性类、高活性化学药品应当使用专用设施（如独立的空气净化系统）和设备。特殊情况下，如采取特别防护措施并经过必要的验证，上述药品制剂则可通过阶段性生产方式共用同一生产设施和设备。

小故事

变了味儿的"甲氨蝶呤"

甲氨蝶呤，主要用于急性白血病、骨肉瘤等肿瘤治疗，是治疗癌症药品序列中，价格低廉且疗效显著的药物之一。盐酸阿糖胞苷，也是治疗白血病最常用的药物之一。2007年7、8月间，国家药品不良反应监测中心分别接到上海、广西、北京、安徽、河北、河南等地的报告反映，部分医院在使用上海××制药厂部分批号的鞘内注射用甲氨蝶呤和盐酸阿糖胞苷后，一些白血病患者出现行走困难等神经损害症状。经药监、卫生部门的联合专家组调查，××制药厂在生产过程中，现场操作人员将硫酸长春新碱尾液混于注射用甲氨蝶呤及盐酸阿糖胞苷等批号的药品中，导致了多个批次的药品被污染。混有硫酸长春新碱的甲氨蝶呤，通过针管进入了病人脊髓内，导致脊髓神经根神经病变。2007年7月到9月，上海××制药厂出产的多个批次的注射用甲氨蝶呤和阿糖胞苷，造成全国多地区总计130多位患者受到严重的神经系统和行走功能损害。

---

3. 分类设计

无菌药品、非无菌药品、原料药、生物制品、放射性药以及中药制剂，其生产工艺和质量要求各有不同，应区别对待，以满足生产的需要，保证质量控制的要求。新版GMP在实施的条例中，对无菌药品生产厂房的干净度提出了更高的要求。同时，在药品生产过程中，药品质量得到保证的前提就是无菌药品生产环境。相应地，对其生产环境进行检测是无菌药品检验合格的重要依托。

任务二　认知药品生产过程中的道德要求

问　题

职业道德是人们在一定的职业活动范围内所遵守的行为规范的总和。作为药品质量控制的重要环节，药品生产过程是否符合规定，直接决定着产品的质量。任何药品生产企业必须严格遵守相关法律法规，规范生产，保证生产出的产品是合格的。产品的质量是设计、生产出来的，而不是检验出来的。在整个生产过程中，我们都应该时时刻刻遵守规范，保证不合格的原料不投入生产，不合格的产品不流入下一个程序，不合格的产品不得出厂。作为人类身体健康的保卫者，保护人类的身体健康是我们应尽的职责。我们的职业崇高而责任重大，我们的使命是保障药品安全、有效、均一、稳定。我们应自觉遵守标准，提高个人修养，树立质量第一的意识，务必按照国家法规要求，进行规范化生产。

想一想，在药品的生产过程中应该遵守哪些道德规范呢？

一、生产过程中道德要求在 GMP 中的体现

知识拓展

药品质量控制的全面管理

药品形成是一系列的过程，过程的每一阶段均影响到药品质量。从药品的研发到临床、药品的生产、药品的经营，各个过程均制定了相应的质量管理规范，包括 GLP——《药物非临床研究质量管理规范》、GCP——《药物临床试验质量管理规范》、GMP——《药品生产质量管理规范》、GSP——《药品经营质量管理规范》、GAP——《中药材生产质量管理规范》、GPP——《医疗机构制剂配制质量管理规范》。

（一）GMP 的指导思想和实施原则

药品是用来防病、治病的，具有医用的专属性，其本身的特点决定了药品质量控制的严格性。人类在药品使用过程中付出了沉痛的代价。药品从研发、生产到流通、使用等环节，缺乏全面系统的质量控制。受历史上重大药品有害事件"反应停事件"的影响，世界各国加大药品的管理。GMP 的实施，正是建立在药品安全生产的前提下而产生的。

小故事

反应停事件

1961 年，一种曾用于妊娠反应的药物"反应停"导致成千上万的畸胎，波及世界各地，受害人数超过 15000 人。出生的婴儿没有臂和腿，手直接连在躯体上，形似海豹，被称为"海豹肢"，这样的畸形婴儿死亡率达 50% 以上。在市场上流通了 6 年

的该药品未经严格的临床试验，并且最初生产该药的药厂曾隐瞒了收到的有关该药毒性的一百多例报告。致使一些国家如日本迟至 1963 年才停止使用反应停，导致了近千例畸形婴儿的出生。而美国是少数幸免于难的国家之一，原因是 FDA 在审查此药时发现该药品缺乏足够的临床试验资料而拒绝进口。

GMP 是《药品生产质量管理规范》（Good Manufacturing Practices）的英文缩写。GMP 是对药品生产企业生产过程的合理性、生产设备的适用性和生产操作的精确性、规范性提出的强制性要求，是药品生产企业必须遵循的强制性规范。

GMP 是质量管理体系的一部分，是药品生产管理和质量控制的基本要求。为最大限度地降低污染、交叉污染、混淆和差错等风险，保障药品安全、有效、均一、稳定，国家强制要求药品生产企业必须经 GMP 认证。

1. GMP 指导思想

GMP 的实施是要建立一套文件化的质量保证体系，站在系统的高度，本着预防为主的思想，对药品生产全过程实施有效控制，让全员参与质量形成过程，让质量掌握在我们手中。

2. GMP 实施原则

将各种对象、各个环节用系统的方法，建立标准化、规范化的书面管理办法和操作方法，形成标准化的文件管理以取代以往的口头化的人治管理。将产品的质量与可能的风险在文件设计形成过程中得到充分、适宜的考虑，将产品质量设计表达为文件形式。然后严格按照文件的规定开展每一项工作，贯彻和执行文件的规定和思想，并留下真实、完整的记录，并能实现过程追溯的要求。

（二）生产中道德要求的保障——养成良好的 GMP 意识

GMP 的实施，其目的是要保证产品生产的稳定、可靠。通过建立一整套涉及人员、厂房设备、物料管理、制度文件以及环境要求等的规定，其中涉及药品质量控制的全过程，对药品质量形成过程化、预防性控制，保证生产过程有章可循、照章办事、有案可查。因此，应该牢固树立 GMP 意识。在生产相关的任何环节，任何人员的任何行为，都要符合 GMP 要求，更应该不断养成良好的 GMP 意识。从事药品生产的各级人员均应按 GMP 要求进行培训和考核，形成良好的意识习惯。牢固树立法规意识、质量意识、规范操作意识、质量保证意识和持续改进意识。

知识拓展

GMP 发展历史

反应停事件促生了 GMP 的颁布实施。1963 年，美国国会颁布了世界上第一部 GMP 法规；世界卫生组织（WHO）1969 年采用 GMP 体系作为药品生产的监督制度。1975 年 11 月正式公布 GMP；1979 年第 28 届世界卫生大会上，世界卫生组织再次向成员国推荐 GMP，并确定为世界卫生组织的法规。

中国 1982 年开始推行，1988 年正式推广，并分别于 1992 年、1998 年、2010 年进行了三次修订，现在实施的为 2010 版。我国现行 GMP（2010 修订版）共 14 章 313 条，附录 11 个。第一章总则、第二章质量管理，其余各章依次为机构与人员、厂房与设施、设备、物料与产品、确认与验证、文件管理、生产管理、质量控制与质量保证、委托生产与委托检验、产品发运与召回、自检、附则。

GMP 的诞生是制药工业史上的里程碑，它标志着制药业全面质量管理的开始。实施药品 GMP 认证是国家对药品生产企业监督检查的强制性措施和制度。

二、生产过程中的道德要求——培养高尚的职业道德

药品生产过程是药品质量形成过程的重要组成部分，是药品质量能否符合预期标准的关键。在生产过程中，药品质量受到人员、机器设备、原辅材料及包装材料、工艺方法、生产环境、管理等多方面因素的影响。人是影响药品质量诸因素中最活跃、最积极的因素。作为关键因素的人员因素，是各项因素的保证者和执行者，一系列的管理规范、操作规程只有严格去遵守、去执行才能得以实现。我们的一举一动无不影响着产品的质量，无不关系着人的生命安危和健康。我们的工作往往是枯燥的、甚至是机械性的，但我们肩负的责任却是重大的，我们的职业是崇高的。我们除了要具备基础理论知识和实际操作技能外，更应具备良好的职业道德。工作过程中，我们应坚持质量第一的最基本原则，遵守药品生产行业规范，提高医药质量，保证医药安全有效，实行人道主义，全心全意为人民健康服务。

小故事

连花清瘟保供应

2020 年初，一场没有硝烟的"阻击战"迅速在全国打响。我们的敌人，是来势汹汹又极为狡猾的新型冠状病毒。2020 年 1 月 22 日下午，以岭药业向中国红十字会总会捐赠价值 1000 万元的连花清瘟胶囊，用于支持新型冠状病毒感染的肺炎防控工作。春节期间，为了抗击新型冠状病毒感染的肺炎疫情，公司员工没有休息一天，全负荷生产，产量由每天 300 件提高到每天 660 件，公司克服了春节期间人力、运力不足等困难，加班加点，调整生产线，优先安排连花清瘟生产、优先检验。为了尽快发送连花清瘟，公司空运、EMS、车队（1000 公里以内直接配送）3 种配送方式齐上阵，为抗击疫情只争朝夕。

身边的榜样

抗击疫情，药企在行动

鼠年春节之际，湖北省武汉市等多个地区正经历着新型冠状病毒感染肺炎疫情的严峻考验。疫情发生后，党中央、国务院高度重视。广大制药企业纷纷响应号召倡议，发挥专业优势，采取多种方式，积极有序参与，星夜驰援疫区，为防疫救治、遏

制疫情蔓延做出应有的贡献。

1月21日，九州通医药集团表示，正加大口罩采购量，全力保证春节期间正常营业，保证供应，保证不涨价，保证质量，保证服务，公司人员春节期间取消休假。1月25日，人福医药集团将120台呼吸机和2000件抗病毒口服液捐赠给武汉市红十字会；恒瑞医药向武汉市慈善总会和部分医疗机构捐赠共计五百万元人民币专项善款和医疗防护物资，公司启动全球采购，国内国外采购双管齐下，力求第一时间将物资送抵武汉。1月22日，齐鲁制药筹集40000只高病毒防护口罩紧急发往武汉，紧急向海南发送防护口罩20000只；修正药业集团于1月25日向中国红十字基金会捐赠价值1000万元的防控药品。1月25日，圣湘生物宣布向中国红十字会总会捐赠全自动核酸提取仪、新型冠状病毒核酸检测试剂、配套耗材等价值1000余万元应急物资；康恩贝集团通过浙江省红十字会捐赠价值1000万元的金笛牌复方鱼腥草合剂；香雪制药向武汉红十字会赠送1万人份抗病毒口服液，定向捐给武汉抗击新型肺炎的医护人员；河南羚锐制药向武汉捐赠首批10000只医用一次性口罩；以岭药业向中国红十字会总会捐赠价值1000万元的连花清瘟胶囊······

一个个数字都在显示民营企业参与其疫情防控的古道热肠、责任担当。除捐赠医疗物资外，多家医药民企减少春节休息时间，夜以继日保障生产。广西柳州医药股份有限公司三倍工资召回工人，全部启动生产线力保在春节假期后第一批防护服能合格出厂，满足广西区内需求。上海伯杰医疗科技有限公司、上海远钦净化科技有限公司等沪上企业，临时召集返乡员工回来复工，全力生产口罩、检测试剂等急需物资，并特别加强系统控制，满足顾客零售需求。神威药业物流、采购等业务部门均不放假，全力保障防疫药物、医疗用品及时发货、运输流畅。

（一）企业对社会的道德要求

1. 用户至上，保证生产

企业在生产过程中，要保证经济效益和社会效益并重。以患者为中心，急患者之所急、想患者之所想，保证药品供应，及时提供社会需要的药品。

2. 质量第一，自觉遵守规范

药品质量关系人们生命安全，为保证药品质量，药品生产的全过程必须自觉遵循和执行GMP的指导原则，这既是法律责任，也是道德的根本要求。药品质量符合规定不仅是产品质量符合注册质量标准，还应使其生产全过程符合GMP。

3. 保护环境，保护药品生产者的健康

药品生产过程中的"三废"对环境极易造成污染，环境保护已经成为药品生产企业不可推卸的社会责任。

4. 规范包装，如实宣传

药品包装应具备保护药品、便于储存和运输、便于使用等功能。药品包装所附的药品说明书应实事求是，并将相应的警示语或忠告语印制在药品包装或药品使用说明书上。任何扩

大药品疗效或适应证、隐瞒药品不良反应、通过包装设计夸大药品的作用、过度包装，或采用劣质包装等行为都是不道德的，也多半是违法的。

5. 依法促销，诚信推广

药品促销应符合国家的政策、法律或一般道德规范。所有药品的促销口号必须真实合法、准确可信。促销宣传资料应有科学依据，经得起检验，没有误导或不实语言，也不会导致药品的不正确使用。为医师和药师提供科学资料，不能以经济或物质利益促销。药品广告中不得含有不科学的表示功效的断言或者保证用词，不得含有其他不恰当的语言、名义和形象。

（二）个人层面的道德要求

1. 规范操作，确保安全

所有的生产活动必须保证安全。生产过程中要严格遵守生产管理规范，严格执行各种标准化操作规程，不得私自改变物料的管理和使用，不得私自修改工艺路线。保证生产厂房、设备、设施的合格状态，保证生产过程的高效运转，保证各种物料的规范管理和使用，真正做到安全生产、防患未然。

课堂讨论

药品质量事故中，人为因素出现的原因：药品质量事故中，人为差错占 15%，包括人员心理、生理疲劳、精神不够集中等引起；认识不到位；工作责任心不强；工作能力不够；培训不到位等。

---

2. 诚实守信，保证质量

质量是企业的生命，企业的生命掌握在每个生产人的手中，决定于每一个环节。厂房、机器、设备应按照生产工艺流程及所要求的空气洁净度级别进行合理布局，温度、湿度、照度、压差、沉降菌、尘埃粒子等各项指标符合标准，才能进行生产。药品生产所用物料的购进、存储和使用，应符合药品标准、包装材料标准、生物制品规程或其他有关标准，不得对药品的质量产生不良影响，更不能弄虚作假。不合格的物料要专区存放，有易于识别的明显标志，并按有关规定及时处理。生产过程中的各种程序文件，如标准操作规程、质量标准、工艺规程、批生产记录等，为各项工作提供了标准化的步骤指引，是质量保证体系中的重要组成部分，按照 GMP 中的要求，及时规范书写生产过程相关文件，做到准确、真实、及时、清晰。同时，要注重卫生的管理，防止污染和交叉污染。生产环境中的空气、生产用水、各种设备包括天花板的表面，尤其是生产环境中的人员卫生，都是卫生管理的重点。

3. 谦虚谨慎，团结协作

要孜孜不倦地钻研业务知识，以谦虚谨慎的态度树立终身学习观念，同时，谦虚也是团结协作的基础。生产过程涉及仓库管理、中间体检查、QC 化验等部门的多个岗位。生产工作的开展离不开本岗位及相关岗位之间的精诚合作，唯有合作才能保证生产的顺利进行，才能使出现的问题又快又好地解决。

4. 忠于职守，勇于担责

积极认真对待所从事的岗位，爱岗敬业，维护企业利益。具有担当精神，勇于承担本职工作中的责任，不推诿、不扯皮。勇于承担不良后果，敢于面对出现的问题，及时报告，不逃避、不掩盖。

（三）个人职业习惯的培养

1. 良好的 GMP 意识

严格遵守 GMP 要求，做到一切行为有规范，一切操作要依法，一切操作有记录，一切记录可追溯。

课堂讨论

如何加强生产环节质量控制

药品生产环节是质量的保证，如何加强对药品生产企业的科学监管，规范生产各个环节，对生产全过程进行质量控制，以提高药品质量、减少药害事故，谈谈你的看法。

---

2. 良好的卫生习惯

自觉遵守卫生管理的所有制度，自觉维护工作场所的整洁、洁净。生产区工作人员随时注意保持个人清洁，做到"四勤"，即勤剪指甲、勤理发剃须、勤换衣服、勤洗澡。严禁在生产区和贮存区内吃东西、抽烟或保存食物，禁止任何不卫生行为，严禁带入任何与生产无关的物品。

3. 良好的学习习惯

客观定位自己现在所处的位置，建立努力的奋斗目标，勇于探索，努力学习，不断进步。持续改进是企业永续发展的基础，是企业永恒的目标，也是个人业绩提升的基础。

学习心得

通过本任务的学习，你的收获有：

任务三 分析药品生产领域职业道德典型案例

问 题

药品生产过程是一个严密、复杂的管理体系，产品生产过程的全部活动均应在规范条件下高效、协调运转，确保产品的质量。GMP 明确规定，所有药品的生产和包装均应当按照批准的工艺规程和操作规程进行操作并有相关记录，以确保药品达到规定的质量标准，并符合药品生产许可和注册批准的要求。生产过程中，任何不规范行为、任何职业道德的缺失都可能产生严重的后果，使"治病救人"的药品变成了"致命害人"的罪魁祸首。

思考：你听过哪些药品生产领域的典型案例？请从职业道德角度进行分析。

一、从"齐二药事件"看诚实守信的基本要求

1. 事件始末

2006 年 4 月，广州中山三院传染科连续有重症肝炎病人突然出现急性肾功能衰竭症状，经查验，证明齐齐哈尔第二制药有限公司生产的"亮菌甲素注射液"存在明显毒性，并最终确证其中含有高达 30％的二甘醇。二甘醇在体内会被氧化成草酸而引起肾损害，导致病人肾功能急性衰竭。经调查，最终确定是由于用工业原料二甘醇替代药用辅料丙二醇作为溶媒使用所致。齐二药采购员从不法商人处购入假冒的药用辅料丙二醇，假冒原料进厂后，化验室检验相关人员严重违反操作规程，未将检测图谱与标准图谱进行对比鉴别，并在发现检验样品相对密度与标准严重不符的情况下，将其改为正常值，签发合格证。最终工业二甘醇代替丙二醇作为溶剂生产亮菌甲素注射液并检验合格销售。

知识拓展

GMP 关于物料的规定

第一百零二条　药品生产所用的原辅料、与药品直接接触的包装材料应当符合相应的质量标准。药品上直接印字所用油墨应当符合食用标准要求。

第一百零三条　应当建立物料和产品的操作规程，确保物料和产品的正确接收、贮存、发放、使用和发运，防止污染、交叉污染、混淆和差错。物料和产品的处理应当按照操作规程或工艺规程执行，并有记录。

第一百零四条　物料供应商的确定及变更应当进行质量评估，并经质量管理部门批准后方可采购。

第一百零五条　物料和产品的运输应当能够满足其保证质量的要求，对运输有特殊要求的，其运输条件应当予以确认。

第一百零六条　原辅料、与药品直接接触的包装材料和印刷包装材料的接收应当有操作规程，所有到货物料均应当检查，以确保与订单一致，并确认供应商已经质量管理部门批准。

第一百一十三条　只有经质量管理部门批准放行并在有效期或复验期内的原辅料方可使用。

第一百一十四条　原辅料应当按照有效期或复验期贮存。贮存期内，如发现对质量有不良影响的特殊情况，应当进行复验。

第一百一十五条　应当由指定人员按照操作规程进行配料，核对物料后，精确称量或计量，并作好标识。

第一百一十六条　配制的每一物料及其重量或体积应当由他人独立进行复核，并有复核记录。

第二百二十八条　应当分别建立物料和产品批准放行的操作规程，明确批准放行的标准、职责，并有相应的记录。

第二百二十九条　物料的放行应当至少符合以下要求：（一）物料的质量评价内容应当至少包括生产商的检验报告、物料包装完整性和密封性的检查情况和检验结果；（二）物料的质量评价应当有明确的结论，如批准放行、不合格或其他决定；（三）物料应当由指定人员签名批准放行。

2. 反思与教训

"齐二药"事件由辅料引起，用工业原料二甘醇替代药用辅料丙二醇生产"亮菌甲素注射液"。GMP对物料的购买、存储以及物料的放行等均有明确规定："药品生产所用的原辅料、与药品直接接触的包装材料应当符合相应的质量标准""物料供应商的确定及变更应当进行质量评估，并经质量管理部门批准后方可采购""应当分别建立物料和产品批准放行的操作规程，明确批准放行的标准、职责，并有相应的记录"。案发时，亮菌甲素注射液是齐齐哈尔第二制药厂刚刚推出的一个新的品种。调查结果表明："齐二药"生产和质量管理混乱，检验环节失控，检验人员将二甘醇判为丙二醇投料生产，造成假药案件的发生。由于相关人员的基本职业道德丧失，不法商人、采购人员为私利销售购买非法药用辅料，企业的物料验收、生产以及检验等环节如同虚设，甚至弄虚作假，修改检测结果，致使假冒辅料投入生产，制造出毒药亮菌甲素注射液并投入市场，最终酿成惨剧。

典型案例

磺胺酏事件

磺胺类药于20世纪30年代问世。1937年，Massengill（麦森吉尔）公司为扩大市场，决定把固体的磺胺药用有机溶剂溶解成液体，研制出磺胺酏（酏，代表含酒精成分的制剂）制剂。出于企业利益的考虑，研发人员用工业溶剂二甘醇代替乙醇和糖来生产一种磺胺制剂，供应该国南方的几个州，用于治疗感染性疾病。到这一年9～10月，这些地方忽然发现肾功能衰竭的病人大量增加。经调查，由于服用这种磺胺酏剂而发生肾功能衰竭的有358人，死亡107人。尸检表明肾脏严重损害，死于尿毒症，究其原因，主要是二甘醇在体内经氧化代谢成草酸致肾损害所致。最终麦森吉尔公司召回了234加仑的磺胺酏药剂，只有6加仑的使用就已经造成如此严重的后果。

当时对于新药的检验流程并不严谨，因此这一次事件的发生，其实是制药公司与监管部门双方的共同错失。但凡任何一个环节多一份严谨与考虑，也许就不会产生这样的恶果。最终该事件促成了《食品、药品与化妆品法案》颁布实施。

二、从"欣弗事件"看规范生产的重要性

1. 事件始末

2006 年 7 月，青海省西宁市部分患者使用上海××股份有限公司安徽××生物药业有限公司生产的克林霉素磷酸酯葡萄糖注射液，即"欣弗"注射液后，出现胸闷、心悸、心慌、寒战、肾区疼痛、腹痛、腹泻、恶心、呕吐、过敏性休克、肝肾功能损害等临床症状。全国 16 个省区共报告"欣弗"病例 93 例，死亡 11 人。经调查，导致这起不良事件的主要原因是，该公司 2006 年 6 月至 7 月生产的"欣弗"注射液未按批准的工艺参数灭菌，降低灭菌温度、缩短灭菌时间、增加灭菌柜装载量。该药品按规定应经过 105℃、30 分钟的灭菌过程。但安徽××公司却擅自将灭菌温度降低到 100~104℃不等，将灭菌时间缩短到 1~4 分钟不等，影响了灭菌效果。经中国药品生物制品检定所对相关样品进行检验，结果表明无菌检查和热原检查不符合规定。

> **课堂讨论**
>
> ### 在欣弗事件中，你学到了什么？
>
> 作为未来的药学工作者，欣弗事件对你有什么样的触动，请写出。

2. 反思与教训

欣弗事件反映出药品生产企业药品质量意识浅薄，对 GMP 认识表面化，忽视了药品生产企业作为药品第一责任人所应该承担的责任。药品生产企业忽视对人员、质量、生产、物料和文件管理等的检查，不按要求管理，质量控制体系建设不完善，企业人员质量意识、以人为本保证药品安全的职业道德丧失。

两个带给我们惨痛教训的事例，为我们敲响了警钟。企业相关人员道德意识缺乏，原料进货时以次充好，甚至用工业原料代替药用原料生产药品，生产过程不按批准的处方和工艺进行生产，违规操作，低限投料等等层出不穷。企业管理层面管理松懈，专业知识水平不足、质量意识淡薄。医药产品的社会价值远远高于其经济价值。企业所有部门都牢固树立质量意识，规范职业道德标准，全面提高 GMP 的意识，明确产品质量是生产出来的而不是检验出来的。企业药品原辅料的采购、使用、成品的出厂和销售全过程实行严密的控制；加强人员专业知识技能和职业道德的培训；强化 GMP 意识，严格按照 SOP 和申报的工艺规范操作。

药品是特殊商品，确保药品质量安全，本是药品生产企业最基本的职业底线，同时也是药企的安身立命之本。只有一贯保持药品质量的企业，才会被市场所接受，被患者所信任，只有具备较高职业道德素养的员工才能在激烈的竞争中不断提升自己、发展自己。

三、现代中药带给我们的思考

相比于化学药品的生产工艺繁琐、细致，产品成分单一，产品从原料到中间品再到最终产品的检测项目比较成熟、稳定，中药产品（包括中草药、中药饮片及其制剂）的质量控制更为复杂，也更加难以全面控制。中药产品从处方配伍、选料用料，到生产过程，以及临床

使用中的严谨、合理、规范，更是对职业道德提出了更高的要求。

（一）关木通事件

1. 事件始末

龙胆泻肝丸是个历史悠久的古方，原配方的药味中有"木通"，主要指木通科的白木通或毛茛科的川木通，这两类木通均不含马兜铃酸。关木通含有马兜铃酸，对肾脏有较强的毒性，可以损害肾小管功能，最终导致肾功能衰竭，但发病过程相对较慢，中毒主要原因为过量服用和久服。20世纪30年代，东北盛产的关木通首次进入关内，并逐渐占领了市场。到了80年代已被全国广泛应用，于是白木通退出市场，难以寻觅。自1993年开始，比利时、英国等陆续有患者因服用含有关木通的药物而导致肾衰竭，甚至有欧美媒体将此渲染为"中草药肾病"。同样，国内马兜铃酸肾病的患者也已经大面积存在，但因为个案的分散性，人们没有把事件系统地联系在一起思考。2003年2月，新华社记者关于龙胆泻肝丸的系列报道，顿时震惊了国家药监局和众多的"龙胆丸"受害者。2003年4月1日，国家药监局印发《关于取消关木通药用标准的通知》，决定取消关木通的药用标准，责令该类制剂的生产限期用木通科木通替换关木通。自2005年版《中国药典》已不再收载关木通、广防己、青木香等三个含马兜铃酸的品种。

2. 反思与教训

药品的特殊性决定了我们要时时刻刻保持科学严谨的态度，反复求证，科学论证，慎重对待每一步变革。在研究中草药有效成分及药理活性的同时，应加强对中草药有毒成分的研究与关注，确保中草药的安全使用。

（二）鱼腥草注射剂事件

1. 事件始末

早在20世纪60年代，我国科技人员即开始鱼腥草注射剂的研制，70年代开发成功并上市使用。该药是临床常用抗菌药物，在抗病毒、退热等方面疗效可靠、速度快，具有不产生抗药性、价格低廉等优点，被称作"中药抗生素"。这被视为传统中药发展为现代中药制剂的成功典范之一。2003年"非典"期间是为数不多疗效确切的药物之一，功勋卓著，曾被誉为"非典功臣"。2003年8月，国家药品不良反应监测中心通报了鱼腥草注射液的严重不良反应，随后陆续有患者使用后出现抽搐、昏迷、过敏性休克等严重不良反应报道。2006年6月1日，国家食品药品监督管理总局印发《关于暂停使用和审批鱼腥草注射液等7个注射剂的通告》，决定暂停使用和审批鱼腥草类的7个注射剂。

2. 反思与教训

鱼腥草注射液由中药鱼腥草提取制成，和所有的中药注射液一样，鱼腥草注射液经过人工提取时，受技术限制难以达到纯制剂的要求，植物蛋白无法除尽，容易造成过敏反应。"鱼腥草事件"不是质量问题，是典型的药品不良反应，但其中暴露了中药注射剂的安全隐患。鱼腥草注射液系列药品叫停事件给中药制剂行业敲响了警钟，生产工艺落后，成分复杂，质量不可控等突出反映了我国目前中药安全性研究的薄弱，反映了注射剂质量标准仍然有待完善。但是中药制剂前景仍然是不可估量的，因此只有不断改进生产工艺、增加产品的质量可控性、提高产品质量及标准，才会拥有更加广阔的市场空间。企业药物做的安心，人们用的才会安心。

思考与练习

一、简答题

1. 简要回答 GMP 实施的指导思想和实施原则是什么？

2. 从个人角度出发，在药品生产过程中职业道德有哪些要求？

二、实例分析题

2012 年 4 月 15 日，央视《每周质量报告》节目《胶囊里的秘密》，对"非法厂商用皮革下脚料造药用胶囊"曝光，国内 9 家药厂 13 个批次药品所用胶囊重金属铬含量超标。另外，2014 年 7 月、9 月和 2015 年 1 月，分别查获毒胶囊 9000 万粒、44.2 万粒和 500 万粒，前后共 30 人被逮捕。警方透露，还有大约近百万粒重金属铬含量超标胶囊皮，已销往重庆、黑龙江、内蒙古等 10 多个省区市。经调查发现，不法商人将工业用皮革下脚料处理后制成工业明胶，卖给一些企业制成药用胶囊，最终流入药品企业。制得胶囊的重金属铬含量严重超标。通过以上材料，请分析：

1. 该事件中，暴露出的药品生产企业问题有哪些？

2. 请从药品生产企业、药品监管等讨论如何加强产品质量的体系建设。

项目四

药品经营之——文明经营、一诺千金

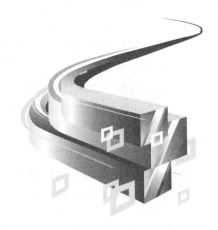

学习目标

[知识目标] 掌握药品经营领域从业的道德要求、熟悉药品经营领域的复杂性、了解《药品管理法》《药品经营质量管理规范》等法律法规有关药品经营的规定。

[能力目标] 学会运用药品经营领域的道德要求解释药品经营领域出现的道德案例、问题，具备分析药品经营领域是非曲直的能力。

[价值目标] 作为药品经营人，能依法执业，保证药品经营质量，不断提升自己的专业水平，为老百姓身心健康保驾护航。

情境导人

胡庆余堂是一家名闻全国的百年老字号，由著名的徽州"红顶商人"胡雪岩于清同治十三年（1874年）创设于杭州。

中药店除了经营饮片配方以外，还有各种丸散膏丹。原药材一旦炮制成丸散，单凭肉眼无法鉴别真伪，全凭制造者的良心。因此药店挂了"修合虽无人见，存心自有天知"的招牌，以此向顾客表示经营者的诚信。

胡雪岩认为光向顾客表示诚信还不够，必须时刻告诫自己要说到做到。于是他特地精制一块匾牌，亲笔书写"戒欺"两字，以此约束自己。这块匾牌专门为"自律"而做，只要让自己看到就可以，不必在顾客面前炫耀张扬。因此他把这块匾牌朝里挂着，每次一抬头就可看到，时时刻刻用它来告诫自己，切不可欺骗人家。

这块已有百余年历史的招牌，如今珍藏在杭州胡庆余堂中药博物馆内供人参观。

任务一 认知药品经营领域的复杂环境

案　例

2020年1月29日晚，九州通医药集团物流有限公司接到武汉市新型冠状病毒感染肺炎防控指挥部指令，协助红十字会开展捐赠物资和药品的仓储管理工作，在捐赠的物资和药品分类清晰、流向明确的前提下，九州通物流公司可以在"2个小时内，完成从入库到出库的全流程"。抗疫形势严峻，国难当前，为什么是"医药物流企业"被指令，而不是京东、顺丰这样的物流巨头企业？专业事必须专业做，药品经营不是普通商品的经营，需要更复杂、更严格、更规范的经营操作。

药品是关系到公众生命健康的特殊商品。药品的经营具有一般商品经营的共性，但也存在许多特殊之处，其生命关联性要求国家对药品监督管理较其他商品更为严格。

药品经营，是以药品上市许可持有人为核心，通过对药品信息流、物流、资金流的有效控制，将药品或药品物流服务提供给药品供应链中各个环节的参与方，并完成药品信息化追溯的过程。药品经营活动包括药品采购、储存、运输、销售及售后服务等具体活动。药品经营活动具有一般商品经营活动的共性，但由于药品与公众生命健康、人身安全直接相关，属于一类特殊的商品，因此国家对药品经营活动实施更为严格的监督管理，制定法律、法规和标准对药品经营行为和质量控制过程进行规范和引导。

药品经营是一项复杂的过程和体系，管理难度大，与其他商品相比，主要具有以下特点：

（1）药品经营过程中对药品质量要求高，禁止经营假劣药。

（2）药品经营环境要求严格，药品存储温度、湿度要求高，经营过程中不得出现合格药品变质现象。

（3）药品品种、规格很多，分类复杂，对从业人员的专业要求高。

（4）参与药品经营的机构、人员很多，是否有依法注册的药品经营人员是保证药品质量的关键。

（5）药品定价和价格控制难度大。

（6）药品广告宣传要求高，虚假、误导的药品广告将产生严重后果。

一、药品经营实施药品经营许可制度

1. 经营方式

药品经营方式分为药品批发和药品零售。药品经营企业是药品流通领域具有独立法人资格的经济组织，一般分为批发企业和零售企业。药品批发企业是指依法持有药品经营许可证，从事将从药品上市许可持有人、药品批发企业处购进的药品，销售给药品上市许可持有人、药品生产企业、药品零售连锁总部、药品零售企业或药品使用单位等药品批发活动的专营或兼营企业。药品零售企业是指依法持有药品经营许可证，从事将从药品上市许可持有人、药品批发企业处购进的药品，直接销售给个人消费者的专营或兼营企业，在我国通常称为药店。

2.《药品经营许可证》的申请条件

为了确保药品质量，不管是药品批发企业还是零售企业，国家均实行了相应的许可证制度，并对申请药品经营企业的条件和程序做了规定。

从事药品批发活动，应当经所在地省、自治区、直辖市人民政府药品监督管理部门批准，取得药品经营许可证。从事药品零售活动，应当经所在地县级以上地方人民政府药品监督管理部门批准，取得药品经营许可证。无药品经营许可证的，不得经营药品。

开办药品经营企业，应当遵循合理布局和方便群众购药的原则，必须具备以下条件：①具有依法经过资格认定的药学技术人员；②具有与所经营药品相适应的营业场所、设备、仓储设施、卫生环境；③具有与所经营药品相适应的质量管理机构或者人员；④具有保证所经营药品质量的规章制度。

二、药品经营政策性强

为加强药品监督管理，保证药品质量，保障人体用药安全，维护人民身体健康和用药的合法权益，国家自1985年7月1日起实施《药品管理法》，于2001年、2019年先后两次修订《药品管理法》，对药品的生产、经营、使用、上市许可、监督管理等做出了法律规定。国家药品监督管理部门还制定了一系列有关流通管理的法规及规范性文件，主要有《药品经营质量管理规范》（2018年）及《药品经营质量管理规范现场检查指导原则》（2018年）、《药品经营许可证管理办法》（2017年）、《药品流通监督管理办法》（2007年）、《处方药与非处方药流通管理暂行规定》（1999年）、《关于做好处方药与非处方药分类管理实施工作的通知》（2005年）、《医疗机构药品集中招标采购试点工作若干规定》（2000年）、《药品招标代理机构资格认定及监督管理办法》（2000年）、《关于在公立医疗机构药品采购中推行"两票制"的实施意见（试行）的通知》（2016年）、《城镇职工基本医疗保险用药范围管理暂行办法》（1999年）、《关于加强药品监督管理，促进药品现代物流发展的意见》（2005年）及关于执行该《意见》有关问题的通知。此外，还要遵守价格管理政策、税务管理政策等。药品经营企业必须依法经营，确保用药合理、安全、有效。

知识拓展

GSP 关于药品销售的规定
药品批发的质量管理

第八十九条　企业应当将药品销售给合法的购货单位，并对购货单位的证明文件、采购人员及提货人员的身份证明进行核实，保证药品销售流向真实、合法。

第九十条　企业应当严格审核购货单位的生产范围、经营范围或者诊疗范围，并按照相应的范围销售药品。

第九十一条　企业销售药品，应当如实开具发票，做到票、账、货、款一致。

第九十二条　企业应当做好药品销售记录。销售记录应当包括药品的通用名称、规格、剂型、批号、有效期、生产厂商、购货单位、销售数量、单价、金额、销售日期等内容。按照本规范第六十九条规定进行药品直调的，应当建立专门的销售记录。

中药材销售记录应当包括品名、规格、产地、购货单位、销售数量、单价、金额、销售日期等内容；中药饮片销售记录应当包括品名、规格、批号、产地、生产厂商、购货单位、销售数量、单价、金额、销售日期等内容。

第九十三条　销售特殊管理的药品以及国家有专门管理要求的药品，应当严格按照国家有关规定执行。

药品零售的质量管理

第一百六十五条　企业应当在营业场所的显著位置悬挂《药品经营许可证》、营业执照、执业药师注册证等。

第一百六十六条　营业人员应当佩戴有照片、姓名、岗位等内容的工作牌，是执业药师和药学技术人员的，工作牌还应当标明执业资格或者药学专业技术职称。在岗执业的执业药师应当挂牌明示。

第一百六十七条　销售药品应当符合以下要求：

（一）处方经执业药师审核后方可调配；对处方所列药品不得擅自更改或者代用，对有配伍禁忌或者超剂量的处方，应当拒绝调配，但经处方医师更正或者重新签字确认的，可以调配；调配处方后经过核对方可销售。

（二）处方审核、调配、核对人员应当在处方上签字或者盖章，并按照有关规定保存处方或者其复印件。

（三）销售近效期药品应当向顾客告知有效期。

（四）销售中药饮片做到计量准确，并告知煎服方法及注意事项；提供中药饮片代煎服务，应当符合国家有关规定。

第一百六十八条　企业销售药品应当开具销售凭证，内容包括药品名称、生产厂商、数量、价格、批号、规格等，并做好销售记录。

三、药品经营专业性高

药品经营过程中，从首营企业、首营品种审核，到药品的收货、验收，再到药品的保管、养护，最后药品经过销售应用到相应的患者，实现药品治疗、预防、诊断疾病的作用，每一个环节都需要药品经营人员掌握专业知识和专业操作技能，保证经营药品的质量。

案　例

一天上午，上海儿童医学中心一位外科医生在手术中，不慎划破了自己手指皮肤，而手术对象是一位乙肝"大三阳"患者。为预防传染，手术结束后，他匆匆赶到第一医药商店处方药柜台购买"免疫球蛋白"，并在处方上注明为"静脉注射"。但药店药品经营人员李药师接过处方后，说此药只能限于肌内注射，指出了处方上的错误，并要求他到医院更改处方。可是这名消费者却认为自己是堂堂上海医科大学毕业，执业医师，对于药品的用法应该比药店的药师更清楚，坚持不肯更改处方。这时，李药师不厌其烦地反复解释该药的性质、用途和用法，说明了只能采用肌内注射的必要性。该医生将信将疑跑到附近的仁济医院咨询其他医生后，得知此药确实只能肌内注射，如果静脉注射将对身体造成严重的不良反应。于是，他满怀歉意回到上海市第一医药商店，将一张合格的处方交给李药师，并再三感谢药品经营人员，对他一丝不苟的敬业精神和扎实的业务本领及工作能力表示自己深深的敬意，并撰写一封表扬信刊登在《新民晚报》上。

任务二　认知药品经营领域的道德要求

> **案　例**
>
> 　　在美国《纯净食品和药品法》出台之前，一种减肥药的广告承诺吃了这种减肥药可以在任何时候吃任何食物的同时还能减肥。是不是好的难以置信？事实上，这种说法是真实的。但这种"减肥助手"的主要成分是绦虫。绦虫在肠子里生长，当然营养很好，吃药的人自然在一定时间里真的骨瘦如柴。说明：尽管有药效，但是以损害健康为前提违背了医药职业良心。

　　为保证人民群众的用药安全、合理、有效，就需要有药品经营人员等专业技术人员进行用药指导，这就要求药品经营人员不仅有专业知识，还应有高尚的职业道德。我国唐代医学家孙思邈在《大医精诚》中所提到的"精是专业要精，诚是要忠于职业，忠于患者"。既然选择了药学行业，就要用我们的专业知识、技能和良知，尽心、尽职、尽责为患者及公众提供药品和药学服务。

一、药品经营人员要有职业良心

　　职业良心是一种社会责任，医药人的职业良心集中体现在对生命和健康的尊重。

二、药品经营人员要依法执业，质量第一

　　药品经营人员应当遵守药品管理法律、法规，恪守中国药品经营人员职业道德准则，认真履行职责，科学指导用药，确保药品质量和药学服务质量，保证公众用药安全、有效、经济、适当。

　　药品经营人员应当在合法的药品批发企业、药品零售企业从事合法的药学技术业务活动，不得在执业场所以外从事经营性药品业务。

　　药品经营人员应当依法购进、贮藏药品，保证药品购进渠道、储藏条件合法，保证购进、储藏药品的质量。药品经营人员不得调配、推销、分发质量不合格、不符合购进药品验收规定或过期、回收的药品给患者。

　　药品经营人员应当了解药品的性质、功能与主治和适应证、作用机理、不良反应、禁忌、药物相互作用、储藏条件及注意事项。

　　药品经营人员应当向患者准确解释药品说明书，注重对药品使用禁忌、不良反应、注意事项和使用方法的解释说明，并详尽回答患者的用药疑问。药品经营人员应当客观地告知患者使用药品可能出现的不良反应，不得夸大药品的疗效，也不得故意对可能出现的用药风险做不恰当的表述或做虚假承诺。

　　药品经营人员应当凭医师处方调配、销售处方药，应对医师处方进行审核，确认处方的合法性与合理性，并签字后依据处方正确调配、销售药品。对处方不得擅自超越法律授权更改或代用。对有配伍、使用禁忌或超剂量的处方，应当拒绝调配、销售，必要时，经处方医

师更正或者重新签字，方可调配、销售。

药品经营人员应当对患者正确使用处方药、选购和使用甲类非处方药提供用药指导；对于患者提出的乙类非处方药选择、使用等问题，以及其他有关药品和健康方面的问题，应当给予热情、耐心、准确、完整的解答。对于病因不明或用药后可能掩盖病情、延误治疗或加重病情的患者，药品经营人员应向其提出寻求医师诊断、治疗的建议。

对于国家特殊管理的药品，药品经营人员应当自觉严格遵守相关法律、法规的规定。

三、药品经营人员要进德修业，珍视声誉

药品经营人员应当积极参加药品经营人员自律组织举办的有益于职业发展的活动，珍视和维护职业声誉，模范遵守社会公德，提高职业道德水准。

药品经营人员应当积极主动接受继续教育，不断完善和扩充专业知识，关注与执业活动相关的法律法规的变化，以不断提高执业水平。

药品经营人员应当积极参加社会公益活动，深入社区和乡村为城乡居民提供广泛的药品和药学服务，大力宣传和普及安全用药知识和保健知识。

药品经营人员应当遵守行业竞争规范，公平竞争，自觉维护执业秩序，维护药品经营人员的职业荣誉和社会形象。药品经营人员不得有下列行为：以贬低同行的专业能力和水平等方式招揽业务，以提供或承诺提供回扣等方式承揽业务，利用新闻媒介或其他手段提供虚假信息或夸大自己的专业能力，在胸卡上印有各种学术、学历、职称、社会职务以及所获荣誉等，私自收取回扣、礼物等不正当收入。

药品经营人员不得并抵制采用有奖销售、附赠药品或礼品销售等销售方式向公众促销药品，干扰、误导购药者的购药行为。不得以牟取自身利益或所在执业单位及其他单位的利益为目的，利用自己的职业声誉和影响以任何形式向公众进行误导性或欺骗性的药品及药学、医疗服务宣传和推荐。

身边的榜样（钟南山院士）

"诚实永远是上策！""医生行业如履薄冰，行业自律更显重要，面对患者我们要凭着良心说话，凭着良心做事，关心、爱护、尊重患者，诚实行医。"

任务三　分析药品经营领域职业道德典型案例

问　题

药品经营是实现药品为消费者服务的中心环节，药品经营过程中应该遵循自愿、平等、公平、诚信等原则。加强药品经营领域道德建设，对于保证药品质量、改善服务态度、保护消费者生命安全等方面具有十分重要的意义。

想一想，在药品经营领域有哪些典型案例？请从职业道德角度进行分析。

一、从医药代表的成功案例看药品经营之本

1. 事件始末

医药代表 A 姑娘，外表普通，并没有什么超常，但业绩惊人。她拜访过的医生告诉我：姑娘非常勤奋，最早来最晚走，医院里从主任到护士人人认识，且做事异常认真、仔细，拜访医生前后都有自己的记录。医生随口说个资料不管多难都要找到，后来一般医生都不敢轻易问她要资料（要了不看会被她指责）。公司市场部的人也怕她：把数据资料一本本从头读到尾（重点处还要划线），常能发现印刷或引用错误，自己的或医生的问题不懂就打电话来问。

2. 启发与思考

药品经营，不仅经营药品，更重要的是经营人品。业精于勤，只要有付出，就会有回报。医药代表 A 姑娘的勤奋为她赢得口碑。爱岗敬业，表现在工作中就是认真负责，医药代表 A 姑娘对医生的需求，不管有多难，都能够满足，对自己的专业更是精益求精。为人可信，为她的工作开辟了良好的市场。

二、从药品批发企业向药店销售超药店经营范围药品案例看药品经营的特殊性

1. 事件始末

2007 年，某市某县局执法人员在一家药店检查时，发现该药店经营范围不包括生物制品，但却于 2007 年 1 月、3 月、6 月先后三次购进并销售了生物制品。在对该药店立案调查时，稽查人员又进一步发现，该药店购入的生物制品均购自辖区内的一家批发企业。为防止类似情况再度发生，县局按照"五不放过"的原则，对该批发企业也进行了立案查处。据该批发企业质管部负责人证实，企业在销售上述生物制品时已索取零售药店《药品经营许可证》并存档，但并未审查《药品经营许可证》许可的经营范围。

2. 反思与教训

药品经营人员要依法执业。药品批发企业质管部应索取零售药店《药品经营许可证》并依照法律程序进行审查，尤其是经营范围和有效期限。药店则应该在《药品经营许可证》许可的范围经营药品，生物制品对经营条件要求很严格，如果经营条件达不到法律规定，则经营的生物制品质量得不到保障。药品批发企业和药店都存在违法经营的过错，都应受到法律的处罚。

> **知识拓展**
>
> ### 药品超范围经营的处罚规定
>
> 《药品管理法》第一百二十六条　除本法另有规定的情形外，药品上市许可持有人、药品生产企业、药品经营企业、药物非临床安全性评价研究机构、药物临床试验机构等未遵守药品生产质量管理规范、药品经营质量管理规范、药物非临床研究质量管理规范、药物临床试验质量管理规范等的，责令限期改正，给予警告；逾期不改正

的，处十万元以上五十万元以下的罚款；情节严重的，处五十万元以上二百万元以下的罚款，责令停产停业整顿直至吊销药品批准证明文件、药品生产许可证、药品经营许可证等，药物非临床安全性评价研究机构、药物临床试验机构等五年内不得开展药物非临床安全性评价研究、药物临床试验，对法定代表人、主要负责人、直接负责的主管人员和其他责任人员，没收违法行为发生期间自本单位所获收入，并处所获收入百分之十以上百分之五十以下的罚款，十年直至终身禁止从事药品生产经营等活动。

三、从一则药品经营行贿受贿案看药品经营行为的禁止性规定

1. 事件始末

2014 年 9 月至 2015 年 11 月期间，四川省某医药贸易有限公司销售商赵某某主动与某县人民医院某科室主任梁某联系，提出每月按科室使用其公司药品的用量定期定价给付药品回扣。梁某作为科室负责人为规避法律，组织科室医生集体讨论确定了分配方式。

此后，全科医生利用给病人开处方的便利，大量使用该医药贸易有限公司销售的注射用哌拉西林他唑巴坦钠和阿莫西林，以单位名义每月收受药品销售商给付的药品回扣，并由全科医生参与分配。经查账，该科室累计收受药品回扣 71 万多元。梁某个人分得 12 万元，其他医生分得 6 万至 10 万元不等，医生孙某因在外进修未参与收取和分配。

2016 年 3 月，经检察机关公诉，法院依法判处某县人民医院某科犯单位受贿罪，判处罚金 50 万元；被告人梁某犯单位受贿罪，判处拘役六个月，缓刑八个月；其他医生分别被判处拘役四至六个月不等，缓刑五至七个月不等。

2. 反思与教训

药品经营一定要依法经营。药品促销方式多样，但不正当竞争方式一定要杜绝，要把赠送礼品、礼金与行贿受贿相区别。

知识拓展

药品经营行为中有关行贿受贿的禁止性规定

《药品管理法》

第一百四十一条　药品上市许可持有人、药品生产企业、药品经营企业或者医疗机构在药品购销中给予、收受回扣或者其他不正当利益的，药品上市许可持有人、药品生产企业、药品经营企业或者代理人给予使用其药品的医疗机构的负责人、药品采购人员、医师、药师等有关人员财物或者其他不正当利益的，由市场监督管理部门没收违法所得，并处三十万元以上三百万元以下的罚款；情节严重的，吊销药品上市许可持有人、药品生产企业、药品经营企业营业执照，并由药品监督管理部门吊销药品批准证明文件、药品生产许可证、药品经营许可证。

药品上市许可持有人、药品生产企业、药品经营企业在药品研制、生产、经营中向国家工作人员行贿的，对法定代表人、主要负责人、直接负责的主管人员和其他责任人员终身禁止从事药品生产经营活动。

第一百四十二条 药品上市许可持有人、药品生产企业、药品经营企业的负责人、采购人员等有关人员在药品购销中收受其他药品上市许可持有人、药品生产企业、药品经营企业或者代理人给予的财物或者其他不正当利益的，没收违法所得，依法给予处罚；情节严重的，五年内禁止从事药品生产经营活动。

医疗机构的负责人、药品采购人员、医师、药师等有关人员收受药品上市许可持有人、药品生产企业、药品经营企业或者代理人给予的财物或者其他不正当利益的，由卫生健康主管部门或者本单位给予处分，没收违法所得；情节严重的，还应当吊销其执业证书。

四、山东问题疫苗案与《中华人民共和国疫苗管理法》出台

1. 山东问题疫苗案事件始末

2016 年 3 月 18 日，山东省济南市某母女涉嫌非法经营二类疫苗被查出，涉案金额达 5.7 亿元，流入了全国 18 个省市。

2016 年 3 月 19 日，被发现从此购进的疫苗涉及的 24 个省市自治区分别是安徽，北京，福建，甘肃，广东，广西，贵州，河北，河南，黑龙江，湖北，吉林，江苏，江西，重庆，浙江，四川，陕西，山西，山东，湖南，辽宁，内蒙古，新疆。

2016 年 3 月 20 日，山东食品药品监管部门经对警方提供的，关于庞某非法经营疫苗案查封疫苗品种的清单进行核实，发现实有疫苗 12 种、免疫球蛋白 2 种、治疗性生物制品 1 种。

2017 年 1 月 24 日，山东省济南市中级人民法院在该院第五审判庭对被告人庞某、孙某非法经营案开庭宣判，认定被告人庞某犯非法经营罪，判处有期徒刑十五年，并处没收个人全部财产，与前罪刑罚并罚，决定执行有期徒刑十九年，并处没收个人全部财产；对被告人孙某犯非法经营罪判处有期徒刑六年，并处没收个人财产人民币七百四十三万二千八百五十九元四角。扣押在案的疫苗等药品依法予以没收。

2. 反思与教训

山东问题疫苗事件，暴露出疫苗经营企业趋利枉法，疫苗流通使用等各方面存在的制度缺陷。问题疫苗未通过冷藏储存就直接流入市场，而一般疫苗是必须储存在 2～8℃的恒温环境里面。不论是高温还是冷冻，甚至长时间的光照，都有可能影响疫苗的效力，甚至导致疫苗失活、无效。

政府和监管部门应着力完善相关制度法规，强化执法力度，对药品安全问题严厉处置，实现零容忍，用最严厉的法规，守住疫苗安全的底线。随后，《中华人民共和国疫苗管理法》起草出台，中国首部疫苗法也呼之欲出。药品安全是最基本的公共安全，疫苗安全保障着广大群众的生命健康。此次事件的发生，也充分说明了药品安全的敏感性和严重性。药品经营企业应树立以人为本、安全至上、诚信经营的信念。作为医药专业的学生、今后的医药人，从我们选择这个专业那天起，就要肩负起"药品质量"责任，就要牢固守住"药品安全"这根红线。只有药品安全了，药品质量有保证了，患者用药权益得到保障了，医药行业才能生存发展下去，医药人才能立足社会，得到应有的尊重。

知识拓展

《中华人民共和国疫苗管理法》有关疫苗经营的规定

第四章　疫苗流通

第三十二条　国家免疫规划疫苗由国务院卫生健康主管部门会同国务院财政部门等组织集中招标或者统一谈判，形成并公布中标价格或者成交价格，各省、自治区、直辖市实行统一采购。

国家免疫规划疫苗以外的其他免疫规划疫苗、非免疫规划疫苗由各省、自治区、直辖市通过省级公共资源交易平台组织采购。

第三十三条　疫苗的价格由疫苗上市许可持有人依法自主合理制定。疫苗的价格水平、差价率、利润率应当保持在合理幅度。

第三十四条　省级疾病预防控制机构应当根据国家免疫规划和本行政区域疾病预防、控制需要，制定本行政区域免疫规划疫苗使用计划，并按照国家有关规定向组织采购疫苗的部门报告，同时报省、自治区、直辖市人民政府卫生健康主管部门备案。

第三十五条　疫苗上市许可持有人应当按照采购合同约定，向疾病预防控制机构供应疫苗。疾病预防控制机构应当按照规定向接种单位供应疫苗。疾病预防控制机构以外的单位和个人不得向接种单位供应疫苗，接种单位不得接收该疫苗。

第三十六条　疫苗上市许可持有人应当按照采购合同约定，向疾病预防控制机构或者疾病预防控制机构指定的接种单位配送疫苗。

疫苗上市许可持有人、疾病预防控制机构自行配送疫苗应当具备疫苗冷链储存、运输条件，也可以委托符合条件的疫苗配送单位配送疫苗。

疾病预防控制机构配送非免疫规划疫苗可以收取储存、运输费用，具体办法由国务院财政部门会同国务院价格主管部门制定，收费标准由省、自治区、直辖市人民政府价格主管部门会同财政部门制定。

第三十七条　疾病预防控制机构、接种单位、疫苗上市许可持有人、疫苗配送单位应当遵守疫苗储存、运输管理规范，保证疫苗质量。

疫苗在储存、运输全过程中应当处于规定的温度环境，冷链储存、运输应当符合要求，并定时监测、记录温度。

疫苗储存、运输管理规范由国务院药品监督管理部门、国务院卫生健康主管部门共同制定。

第三十八条　疫苗上市许可持有人在销售疫苗时，应当提供加盖其印章的批签发证明复印件或者电子文件；销售进口疫苗的，还应当提供加盖其印章的进口药品通关单复印件或者电子文件。

疾病预防控制机构、接种单位在接收或者购进疫苗时，应当索取前款规定的证明文件，并保存至疫苗有效期满后不少于五年备查。

第三十九条　疫苗上市许可持有人应当按照规定，建立真实、准确、完整的销售记录，并保存至疫苗有效期满后不少于五年备查。

疾病预防控制机构、接种单位、疫苗配送单位应当按照规定，建立真实、准确、完整的接收、购进、储存、配送、供应记录，并保存至疫苗有效期满后不少于五年备查。

疾病预防控制机构、接种单位接收或者购进疫苗时，应当索取本次运输、储存全过程温度监测记录，并保存至疫苗有效期满后不少于五年备查；对不能提供本次运输、储存全过程温度监测记录或者温度控制不符合要求的，不得接收或者购进，并应当立即向县级以上地方人民政府药品监督管理部门、卫生健康主管部门报告。

第四十条 疾病预防控制机构、接种单位应当建立疫苗定期检查制度，对存在包装无法识别、储存温度不符合要求、超过有效期等问题的疫苗，采取隔离存放、设置警示标志等措施，并按照国务院药品监督管理部门、卫生健康主管部门、生态环境主管部门的规定处置。疾病预防控制机构、接种单位应当如实记录处置情况，处置记录应当保存至疫苗有效期满后不少于五年备查。

学习心得

通过本任务的学习，你的收获有：

思考与练习

一、简答题

1. 简要回答药品经营的复杂性。
2. 药品经营中职业道德有哪些要求？

二、实例分析题

连日来，我们看到了全国各地医护人员积极奋战辛劳的身影，看到了医药企业员工们放弃春节假期，加班加点赶工抢工的汗水，看到了众多生物医药企业积极采购调配捐助大量医疗物资的社会责任。这些举动感动着无数网民，网民称他们是这场疫情战役中的"最美逆行者"，是人民生命身体健康的"守护者"，更是战疫情的英雄。

医疗物资运输配送是舆论焦点之一。目前，一些药企及配送企业已采购一定数量的防控物资，并按要求配送到相关医疗机构。如九州通医药集团表示，公司承担武汉新冠肺炎防控指挥部应急医疗物资采购配送任务。国药控股湖北公司累计向武汉及省内多地区配送各类防护服、手术衣及隔离衣16万余件，口罩817万余个，护目镜3万余个，各类体温计10万余个、药品595万余瓶等18吨医疗物资。华润湖南医药为武汉市华润武钢总医院配送防护服、防护口罩、乳胶手套等物资。药品配送企业为各地医疗机构提供医疗物质运输服务，以确保医疗物资及时送到医护人员手中。

在抗击疫情之时，"不涨价"已经成为众多生物医药企业的共识。1月22日，湖南11家医药生产及流通企业联合发出《关于全力支持打赢新型冠状病毒肺炎抗击战的倡议书》，承诺将坚守岗位、保障供应、稳定市场、维护安宁。1月25日，据亿欧网报道，老百姓大药房、一心堂药业、湖南养天和大药房、国药控股国大药房、大参林医药集团、益丰大药房、好药师大药房、人民同泰等各省市 69 家药品零售企业承诺防疫药品、防护物资绝不涨价。2 月 1 日，国药集团、华润集团等 10 家中央企业做出承诺，疫情防控期间，全力以赴保障抗疫物资和重要民生商品供应，不涨价。中国经济网评论称，此时"不涨价"正是对市场短暂"休克"的积极回应，这不仅是平复社会恐慌的有效举措，是对疫情防控的有力支持，同时也是企业主动承担社会责任的体现，是对生命的尊重。

通过以上材料，请分析：

作为一名医药专业的学生，请你谈谈如何成为一名合格的"医药人"。

项目五

药学服务之——急人所难、救死扶伤

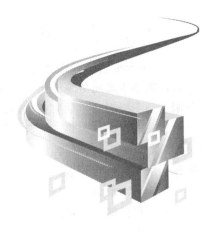

学习目标

[知识目标]　掌握药学服务领域职业道德的要求、熟悉药学服务的特点、了解体现药学服务职业道德的典型案例。

[能力目标]　学会分析药学服务领域职业道德典型案例，能将医药职业道德践行于药学服务工作中。

[价值目标]　在药学服务工作中培养救死扶伤、尊重患者、全心全意为人类健康服务的优良道德品质。

> **情境导入**
>
> 　　药师是受过药学专业教育，依法通过有关部门的考核并取得资格、遵循药事法规和职业道德规范的专业技术人员。药师的职责可以概括为两类：一类是让患者"有药用"，即负责药品采购供应、药品调剂、静脉用药集中调配和医院制剂配置，指导病房（区）护士领取、使用与管理药品；另一类是让群众"会用药"，其职责是进行用药指导，提供药学服务。今后，药师的一项重要职责是提供药学服务。

任务一　认知药学服务相关重要内容

> **问　　题**
>
> 　　如今推进实施健康中国战略，进一步转变药学服务模式并提高药学服务水平成为一项必然要求。药学服务是保障医疗质量和药品使用安全的关键。如今，做得好的医疗及药品相关机构不仅能为用药患者提供用药信息和药学咨询服务，开展个性化的合理用药宣教指导，还会进行用药随访、药学监测等工作。
>
> 　　关于药学服务，你了解哪些内容呢？

一、药学服务的产生与内涵

"药学服务"一词在 20 世纪 70 年代就已经出现，其理念源自"为药物使用负责"的思想，以区别于之前单纯的药品调配工作，这一思想超越了临床药学依然关注药物的局限。药学服务是围绕提高生活质量这一既定目标，直接为公众提供负责任的、以达到提高患者生命质量这一既定结果为目的的与药物治疗相关的服务。即药师运用最新的知识与技术，通过与其他医药专业人员合作，设计、执行和监测将对病人产生特定结果的药物治疗方案，这些结果包括疾病的痊愈、减轻、疾病进程的阻止或延缓、疾病或症状发生的预防等。

因此，一般认为，药学服务是药师应用药学专业知识向公众（包括医护人员、患者及家属）提供直接的、负责任的、与药物使用有关的服务。

药学服务的目标是提高药物治疗的安全性、有效性和经济性，改善和提高人类生命质量。药学服务的最基本要素是"与药物使用有关"的"服务"。药学服务中的"服务"，不同于一般的仅限于行为上的功能，它包含的是一个群体（药师）对另一个群体（患者）的关怀和责任。这种服务与药物有关，涉及全社会使用药物的患者，包括住院患者、门诊患者、社区患者和家庭患者，监护他们在用药全程中的安全、有效、经济和适宜。因此，药学服务具有很强的社会属性。药学服务的社会属性还表现在不仅服务于治疗性用药，而且还要服务于预防性用药、保健性用药。

药学服务要求药师把自己的全部活动建立在以患者为中心的基础上，主动服务、关心或关怀、保障患者用药的安全、有效、经济、适宜，实现最大程度改善和提高患者身心健康的目标。

二、药学服务的特点与要求

1. 药学服务的特点

药学服务是药师为维护病人乃至公众健康进行的专业服务，有以下几个基本特征。

（1）与药物治疗有关。药学服务要求药师不仅要提供合格的药品，更重要的是关注疾病的合理治疗，要对疾病治疗过程进行决策，包括药品的选择、剂量的确定、给药方法的优化、治疗效果的评估等，同时还包括提供人文关怀，以实现安全、有效、经济的药物治疗。

（2）主动实施药学服务。强调对病人健康的关注和责任，药师应对服务对象实施发自内心、负责的服务，这种行为方式不同于既往被动的按处方发药的服务方式。

（3）预期目标明确。包括预防疾病、治愈疾病、消除或减轻症状、阻止或延缓病程、减少不良反应，关注生活质量，其中把药物治疗与改善病人生活质量联系起来，体现了对药物治疗本质认识的深化。

2. 药学服务的要求

药学服务就是围绕公众健康这一目标切实地为服务对象解决问题，具体地说就是预防和发现与药物治疗相关的潜在问题，解决实际存在的问题，以提高药物治疗效果。提供高质量的服务是药学服务形成、发展的关键。

第一，改善病情或症状。如疼痛、发热、哮喘、高血压、高血脂、高血糖等。例如，新西兰药师对哮喘患者进行长期治疗监护，药师从选药和剂量、用药依从性、药品不良反应、药物相互作用、呼吸峰流量计使用、定量吸入器使用、哮喘发作情况、吸烟与其他环境因素等多方面对患者进行辅导与跟踪，历时两年对 62 名患者实施药学服务的结果显示，患者不了解病情、预防性药物（激素）使用不足、缓解性药物（解痉）使用过多、吸入剂使用方法不当、无长期控制哮喘发作的计划等问题，均可由药师帮助患者解决。

第二，减少和降低发病率、复发率、并发症、死亡率。例如，对高血压的治疗，通过对高危人群如有高血压家族史者以及老年人进行血脂异常和血压异常的筛查与监测，提前进行饮食、运动或药物干预，有利于降低高血压的发生率。社区药房配备监测设备可开展类似工作。又如，有一名患急性上呼吸道感染的病人，高热不退，血白细胞高，有青霉素过敏史，痰培养结果对头孢哌酮、头孢曲松钠高敏。开始选用头孢哌酮，皮试结果呈阳性，后改用左氧氟沙星等治疗效果也不佳。药师详细了解了病人情况之后，建议试用与头孢哌酮侧链化学结构差异大的头孢曲松钠，配成浓度为 500 微克/毫升的稀释液进行皮试，结果呈阴性。在医护人员密切监护下缓慢静滴，未发现有过敏反应，用药 3 天后，患者退热。

第三，缩短住院时间，减少急诊次数和住院次数。某住院病人使用普罗帕酮治疗心律失常，住院治疗期间疗效不佳，心理疑虑大，思想负担重，病情不稳定。临床医师怀疑普罗帕酮血浓度未达到治疗浓度，提出增加普罗帕酮剂量。临床药师根据药物性能提出建议，指出，由于普罗帕酮的使用剂量与血药浓度不成比例增加，先进行血药浓度监测后再进行剂量调整。结果发现普罗帕酮血药浓度在有效范围内，无需调整剂量。病人病情不稳定可能与心理因素影响有关，建议给予百忧解每日 1 片治疗。几天后，病人病情稳定，病愈出院。

第四，提高治疗依从性，帮助患者按时、按量、按疗程使用药物。病人用药不依从医嘱，已成为当今医学研究的一个新课题。临床上所见的药物治疗不依从性表现在各个方面，例如不按医生指定的时间服药，忘记服药，疗程未到自动停药，该停药时自行延长服药时间，自行减少或加大剂量，未经医生同意自行改用其他药品，不按照医生或药品说明书上要求的用法用药，把药物配伍禁忌当耳旁风，同时服用有配伍禁忌的药物或食物等。药师要让患者了解药物的重要性，药物何时产生疗效，治疗需要多长时间，疗程多长；给患者讲解如何服药、何时服药；一次漏服的可能结果，能否补救，如何补救；如何发现或鉴别不良反应，一旦发生，应采取哪些措施；给患者讲解日常行为和饮食以及吸烟、喝酒对药物和疾病的影响；交代患者把药物放在使用方便的地方，并标明用法用量；及时认真地解答患者提出的问题。

第五，指导药品的正确使用方法。例如，有位高血压患者服用非洛地平缓释片，但服用数周无效。经询问得知，患者因感觉药片难以吞下，嚼碎后服用。药师提示患者不能咀嚼后服用，应用温开水空腹吞服。如果嚼碎或掰开服用，就失去控（释）制剂缓慢释放药效的意义，还会发生药物倾泻现象，可能给患者带来生命危险。

第六，预防药品不良反应的发生率，减少药源性疾病的发生率。随着医师对药品不良反应认识的提高，药师在配合医师做好不良反应的发现、整理和上报工作的同时，还要及时搜寻国内外有关药品不良反应的最新进展和报道，并提供给临床医师。当今，新药上市后不久又召回或撤出市场的事例已经不少，一起又一起的药害事件时刻提醒我们，在治疗过程中，永远都要把安全用药放在首位。

第七，节约治疗费用，提高治疗效益/费用比值，减少医药资源的浪费。在药物治疗疾病（如小儿肺炎、精神分裂症、抑郁症、甲癣等）过程中进行成本、效果分析，遴选出疗效好、具有更合理成本-效果优势的治疗方案，探索更为安全、有效、经济、适宜的方法，可节约医药资源和治疗费用。

第八，帮助提高公众的健康意识，普及康复的方法。鼓励广大药师走进社区，向公众普及合理用药知识，能进一步增强人民群众安全合理用药和健康保健的意识，对提高公众的健康素养具有深远的意义。

总之，药学服务的宗旨是提高患者的生命质量和生活质量，不能单纯针对疾病症状用药，而需综合考虑患者的年龄、职业、既往病史、遗传和基因组学、家族史、经济状况等，既要治疗病症，同时又要从预防疾病发展和避免用药不良后果等多方面来综合选择治疗方案。

三、药学服务对象及内容

1. 药学服务对象

药学服务包括门诊调剂服务、住院药学服务、专科药师药学服务、治疗药物监测服务、静脉用药配置服务、药学基因组学服务、药师咨询服务、药店药学服务、药学情报服务、药事管理与药物治疗管理服务等。

药学服务的对象是广大公众，包括患者及家属、医护人员和卫生工作者、药品消费者和健康人群，其中尤为重要的人群包括：

（1）用药周期长的慢性病患者，或需长期或终生用药者。

（2）病情和用药复杂，患有多种疾病，需同时合并应用多种药品者。

（3）特殊人群，如特殊体质者、肝肾功能不全者、过敏体质者、小儿、老年人、妊娠及哺乳期妇女、血液透析者等。

（4）用药效果不佳，需要重新选择药品或调整用药方案、剂量、方法者。

（5）用药后易出现明显的药品不良反应者。

（6）应用特殊剂型、特殊给药途径、药物治疗窗窄需做监测者。

2. 药学服务内容

药学服务是一种实践，不仅仅只停留在理论上，同时必须在患者治疗过程中实施并获得效果。不管是预防性的、治疗性的或恢复性的，无论是在医院药房还是社区药房，无论是住院患者还是门诊患者、急诊患者，药学服务要直接面向需要服务的患者，渗透于医疗保健行为的方方面面和日常工作中，药学服务的主要实施内容包括：

（1）把医疗、药学、护理有机地结合在一起，让医师、药师、护士齐心协力，共同承担医疗责任。

（2）既为患者个人服务，又为整个社会公众健康教育服务。

（3）积极参与疾病的预防、治疗和保健。

（4）指导、帮助患者合理使用药物。

（5）协助医护人员制定和实施药物治疗方案。

（6）定期对药物的使用和管理进行科学评估。

课堂讨论

用药认知度调查结果显示：七成家庭自我用药不当

中国非处方药物协会日前首次公布的安全自我药疗、止痛类非处方药认知度调查结果显示，公众自我用药状况令人担忧：约有70%的家庭存在自我用药不当的问题，不合理用药发生率为12%～32%；近七成消费者在疼痛来袭时选择自行到药店购买止痛药；近半数消费者不了解处方药与非处方药的区别，超过六成的消费者在自行购买止痛药时忽略带有OTC（非处方药）标志的药品。中国非处方药物协会会长白慧良呼吁：应尽快向广大消费者普及自我用药知识，提高安全自我药疗水平。

——摘自2011年2月22日人民网-《人民日报》

讨论：从药学服务角度谈谈如何有效解决这些问题。

四、我国药学服务的现状与发展趋势

（一）我国药学服务的现状

1. 我国药师素质现状

药师素质是影响我国药学服务水平和质量的一个重要因素。在我国，药师是通过药学专业学历教育或相关专业毕业，在药学专业岗位工作一定时间后，通过考试等，经有关部门给予认定的。药师有医院药师，三甲医院药师中，还包括临床药师；社会药店有执业药师、从业药师；社区卫生服务中心有社区药师。

我国传统的药学专业学历教育，缺少临床医学等课程的学习，是以化学为主的药学教育。长期以来，药师只具有从事药品调剂、制剂、药品检验等业务素质，即保障供应质量合格药品的药学服务素质。1989年国家教委在华西医科大学药学院试办5年制本科临床药学专业，之后一些高校陆续开设了临床药学专业，个别院校如沈阳药科大学目前还开设有临床药学研究方向的硕士和博士培养点。

虽然近几年临床药学工作队伍迅速壮大，但总体数量仍然较少，尤其是专职临床药师数量。大多数临床药学工作人员仍以日常药剂工作为主，仅能保证60%以下的时间在参与临床工作。而临床药学人员总体素质仍不高，在临床上也以观察学习为主，在提供专业咨询信息、帮助医师进行用药决策、审查发现用药问题、避免用药差错等方面尚不能发挥充分作用。

2. 我国医院药学服务现状

由于我国医疗体制、医院运营机制、药学人才培养等方面的原因，药学服务在我国医院的开展尚不平衡。我国绝大多数医院药师的主要工作还停留在药品的保障供应方面，药学部门职责定位于"药剂"工作：如采购供应、药品调剂、药物制剂等方面，为病人服务的工作主要是按医生处方调配药品，审查药品剂量、用法等，简单说明用法后发放，对于处方也仅限于发现较明显的配伍禁忌。以药品供应为中心的药师工作模式仍占多数，药师只保证病人是否及时取到药品，而不是保证病人是否得到了最合适的药品，药师的作用没有得到应有的发挥。

3. 我国药店药学服务现状

目前，我国药店药学服务虽已全面启动，但相当一部分药店对药学服务缺乏重视和支持，没有明确的药学服务流程与规范，加之执业药师缺乏、从业人员素质不高等诸多问题决定了我国药店药学服务的开展处于初级阶段。传统观念、教育问题、经济压力、体制结构、法律制约、领导阶层是否重视等因素也制约着我国药店药学服务的深入开展。

药店仍以药物为中心，相当多的药店仍然处在满足于对药物的管理、调配、销售状态，而为了满足开办药店的硬件要求，"挂名药师"现象严重。中国非处方药物协会要求开展对用药者的用药全过程进行药学服务，但对社会药店开展真正意义上的药学服务没有约束力。多数药店仅由营业员提供简单的用药咨询即为全部的药学服务，他们认为相对于药品购进、验收、销售来说，药学服务只起到了辅助性的作用。事实上，药学服务是药店业务运作中的一个重要环节，药店药学服务的主体应该是药师，但营业员也同样"扮演"着非常重要的角色。开展药学服务不仅是推荐安全、有效、经济、适当的药品，还需要监控给药过程，观测消费者的用药反应，并进行必要调整，追踪药品使用的最后结果，进行必要的评价。然而，目前不少药店在观念上一时还难以适应由以药物为中心向以消费者为中心的这一重大转变，药店药学专业人才缺乏已是有目共睹的不争的事实。尽管我国执业药师资格制度已实施，但通过认定和考试具备执业药师资格者在数量上无法满足社会的需求，加之目前执业药师待遇不高，社会药店在短期内难以有效配备执业药师，难以满足实施药学服务的要求。

（二）我国药学服务的发展趋势

随着中国社会医疗保障体制改革和药品分类管理制度的深入，公众开始密切关注药品合理使用问题。药学专业人员如何运用所学的专业知识，有效地预防药源性疾病、合理利用医药资源日益受到重视。

临床药学的工作发展缓慢，全面的药学服务工作更是举步维艰，国内学术界尚未建立可以适应不同对象的药学服务工作模式，尚未形成药学服务工作的规范和评价标准，尚未充分认识到药学信息在实施药学服务中的重要地位。虽然部分医疗机构开展了药学服务的实践，但缺少管理体制的配套措施，药师的积极性尚未被充分调动，社区药房的药师差距更大。药师不仅对病人负责，更应该对整个社会的用药人群负责。因此该服务不仅由药师个体实施，更需要通过集体合作完成。还应当强调药学服务不只是临床药师的责任，而是所有医院药师和社区药房药师的共同责任。动员起整个社会的药学力量，对新时期药师的职责赋予新内涵，这样才能积极推动药学服务的理念在中国的普及，进而实现药学服务在国内的实施。

中国药学界在20世纪90年代初就译介了药学服务的概念，虽然翻译的词汇不同（包括药学保健、药学监护、药疗保健、药疗服务、药师照顾、药学关怀等），但内涵一致，并获得广泛接受。而真正付诸实践，若以临床药师参与临床诊疗为标志，则是从20世纪90年代后期开始的。医疗管理部门也适时地颁布《医疗机构药事管理暂行规定》，为促进合理用药，建立了临床药师制度。虽然许多支持条件有待加强，但指定多家医院作为临床药师制试点、遴选临床药师培训机构等工作的开展，大大加速了药学服务的普及与开展。例如临床药师与临床医生、护师一起查房、讨论病案，参与临床药物治疗工作等。窗口药学咨询服务的普及和社区药学服务的实施，标志着药师已经走出药房，其专业服务开始为公众所认可。

2018年国家卫健委、国家中医药管理局下发《关于加快药学服务高质量发展的意见》，其中明确提出"为深入贯彻落实习近平新时代中国特色社会主义思想和党的十九大精神，推进实施健康中国战略，进一步转变药学服务模式，提高药学服务水平，满足人民群众日益增长的医疗卫生健康需要"。

对于"进一步转变药学服务模式"，核心在"实行'两个转变'坚持'三个贴近'"，即从"以药品为中心"转变为"以病人为中心"，从"以保障药品供应为中心"转变为"在保障药品供应的基础上，以重点加强药学专业技术服务、参与临床用药为中心"。通过转变模式，进一步履行药师职责，提升服务能力，促进药学服务贴近患者、贴近临床、贴近社会。

贴近患者、贴近临床、贴近社会本来就是临床药学服务的方向。在未来，临床药学服务更应该以患者为中心，注重贴近患者、贴近临床、贴近社会，药师在参与药物治疗中，负责患者与用药相关的各种需求并为之承担责任。在患者入院、转科和出院时，药师通过核对新开的医嘱和已有的医嘱，比较患者目前的整体用药情况（包括处方药、非处方药、营养补充剂等）与医嘱是否一致，来保证患者用药安全，即药物重整。通过重整患者的医嘱或药疗方案，评估药物治疗的有效性、安全性和经济性，核查患者的用药依从性，即药物治疗管理。

在临床用药过程中，加强药学干预，即对医师处方的规范性和适宜性依据《处方管理办法》进行监测，对发现的问题与医师沟通，及时调整用药方案。

药学服务是医疗机构诊疗活动的重要内容，是促进合理用药、提高医疗质量、保证患者用药安全的重要环节。药师是提供药学服务、参与临床药物治疗、实现安全有效经济用药目标不可替代的专业队伍。药师为人民群众提供高质量的药学服务，是提供全方位、全周期健康服务的组成部分。各级卫生健康行政部门和各级各类医疗机构必须高度重视药学服务。

加快药学服务转型，提供高质量药学服务。加强处方审核和处方点评，鼓励开展本区域内、跨医疗机构的处方点评，将点评结果纳入对医疗机构的绩效考核指标中，并与医师处方权授予、职称评定、医师定期考核和药师审核处方质量评价挂钩。加强临床用药监测、评价和超常预警，对药物临床使用安全性、有效性和经济性进行监测、分析、评估。对用药不合理、问题集中或突出的药品品种，依法依规及时采取措施。

加强药师队伍建设，充分调动药师队伍积极性。建立以临床需求为导向、符合药事服务特点的绩效考核制度，并与药师的薪酬发放、岗位聘用、职称晋升等挂钩，提高药师待遇水平，稳定和壮大药师队伍。鼓励各地在深化医疗服务价格改革中有效体现药事服务价值，合理设置药学人员服务收费项目，采取多种方式补偿药学服务必需成本。

加强药学人员配备培养。各医疗机构要根据本机构的功能定位、诊疗服务量等因素，科学设置药学岗位，加大药学人员配备力度，使得人员数量能够满足药学服务需要。各级卫生健康行政部门、医疗机构要持续开展药学服务培训，使得所有药学人员均掌握药学服务基本技能，提升服务能力。加强临床药学学科带头人、骨干青年药师等药学人才的培养；支持医疗机构与高校、行业学协会等合作，开展具有针对性、前瞻性的高层次临床药学人才培养。

积极推进"互联网＋药学服务"健康发展。落实国务院办公厅关于"互联网＋医疗健康"的文件要求，按照互联网诊疗的相关规定，加强电子处方规范管理，实行线上线下统一监管；探索提供互联网和远程药学服务；加快药学服务信息互联互通；探索推进医院"智慧药房"等。

任务二　认知药学服务领域的道德要求

> **问　题**
>
> 　　关于药品质量，在药学服务领域中，大多数人只是简单地从药品的商品属性来理解和看待的，对他的其他内涵很少探究，而这些其他方面却和药学服务职业道德活动紧密相关。质量管理科学对质量的定义是产品过程或服务满足规定要求的特征和特征的总和。质量包括产品质量、工作质量、过程质量、服务质量；药品质量包括药品质量和服务质量两方面的优劣程度，药学服务人员应该从药学服务职业道德的高度来审视自身的工作。
>
> 　　那么，药学服务领域有哪些道德要求呢？

一、药学服务人员

　　药学服务人员主要包括提供以下服务的人员：门诊调剂服务、住院药学服务、专科药师药学服务、治疗药物监测服务、静脉用药配置服务、药学基因组学服务、药师咨询服务、药店药学服务、药学情报服务、药事管理与药物治疗管理服务等。由此可见，药学服务人员的主体就是药师。

二、提升药学服务人员职业道德的意义

　　药学服务领域的职业活动，担负着维护人民健康的特殊使命，与人民的生命、生活质量有着密切的联系，是特殊且非常重要的社会职业领域。这种特殊性和重要性，决定着药学服务职业道德规范有着自己特殊的道德原则和道德规范的具体内容。

　　药学服务人员素质与治疗效果密切相关。例如，药品调剂工作是临床医疗中一个不可缺少的环节。作为药学服务人员之一的调剂人员责任非常重大，要求调剂人员准确无误，迅速地调配处方，就必须要求调剂人员具有一定的素质。药品调剂人员应该耐心、细心，给病人以信任感和安全感，让病人受到良好的服务，同时要有精湛的业务素养。法律规定"非药学技术人员不得直接从事药学技术工作"，要求调剂人员要有扎实的药学知识。因此，熟练的调剂操作、科学的服务态度是对调剂人员的重要要求。由此可见，药品调剂是一项体力劳动和脑力劳动均十分重要的岗位，它直接影响着药品的临床疗效，只有具备很好的职业道德与素养，才能把好药品质量的关键一环，使药物达到应有的临床效果。

　　医疗改革就是要让患者从改革中得到最大的实惠。实惠之一就是医疗服务质量的改善和提高，对药学服务人员的要求也是要给广大患者提高和改善服务质量。药学服务人员在实践中不断学习新经验、新知识，求实创新，以病人的生命健康和满意高于一切为宗旨，加强行风建设，健全规章制度，完善技术规范，提高质量意识、责任意识。目前社会上公用的人性化服务，就是用职业道德规范来规范人员的服务行为。

　　药学服务人员只有不断提高自己的职业道德水平和文化素质，拓宽自己的知识结构和能力，把为患者提供优质服务的理念变成自觉行动，才能为广大患者提供优质服务。

知识拓展

随着医疗改革的深入和医疗服务体系的健全，要求药学人员实施全程化的药学服务。其特点有以下几个方面。

第一，从面向药品转到面向病人，以患者和顾客为中心。

第二，无固定服务对象、无固定服务时间、无固定服务场所。

第三，随着社会化医疗保健制度的不断完善和社会服务中心的建立，药学服务不仅体现在医院，更要走向社区，这是药学服务的延伸，也是药学服务的社会属性所决定的。同时，其社会属性还表现在药学服务不仅服务于治疗性用药，还服务于预防性用药、保健用药。

因此，药学服务不限场所，也不仅限于药物治疗的某段时间。不论住院病人、门诊病人或急诊病人，不论是预防、治疗期间或康复期间，不论是在医院药房或社区药房，服务要直接面向需要服务的病人，贯穿于整个用药过程，渗透于医疗保健行为的各个方面。

三、药学服务领域职业道德

（一）药师宗旨、誓言、职业道德

2005 年，中国药师周大会旨在凝聚全国药师爱心，体现药师崇高的社会与职业责任，实施"药师在您身边"的诺言。在药师周期间，与会药师庄严宣誓，提出了自己的行为准则，并不断修改完善，得到广大药师的认可。确立的药师宗旨、誓言、职业道德如下：

药师的宗旨：关爱人民健康，药师在您身边。

药师的誓言：实事求是，忠实于科学；全心全意，服务于社会；忠于职守，献身于药学；尽职尽责，承诺于人民。

药师的职业道德：以人为本，一视同仁；尊重病人，保护权益；廉洁自律，诚实守信；崇尚科学，开拓创新。

（二）《中国药学会会员职业道德公约》

中国药学会要求全体会员热爱祖国、拥护中国共产党的领导、坚持走中国特色的社会主义道路，努力促进和发展药学事业，为构建社会主义和谐社会、建立创新型国家而努力奋斗。为此，2004 年中国药学会制定了会员职业道德公约，2008 年又对其进行了修订。该公约的内容如下：

1. 保证药品质量，提供合格药品，开展药学服务，全力维护公众用药安全有效。

2. 自觉遵纪守法、履行岗位职责、维护合法权益。

3. 坚持理论联系实际的优良学风，发扬民主，繁荣学术。

4. 拓展知识范围，业务精益求精，提高专业素质。

5. 坚持真理，崇尚科学，反对伪科学。

6. 遵守学术道德，反对弄虚作假，反对剽窃他人成果。

7. 尊重劳动，尊重知识，尊重科学，尊重人才。

8. 倡导求实、创新、奉献、协作精神，做合格的药学科技工作者。

在本书中，将药学服务领域职业道德总结为以下内容：

1. 救死扶伤，不辱使命

（1）药学服务人员应当以维护患者和公众的生命安全和健康利益为最高行为准则，以自己的专业知识、技能和良知，尽心、尽职、尽责为患者及公众服务。

（2）药学服务人员应当以救死扶伤、实行人道主义为己任，时刻为患者着想，竭尽全力为患者解除病痛。

（3）在患者和公众生命安全存在危险的紧急情况下，为了患者及公众的利益，药学服务人员应当提供必要的药学服务和救助措施。

（4）药学服务人员应当树立敬业精神，遵守职业道德，全面履行自己的职责，为患者及公众提供高质量的药品和药学服务。

2. 尊重患者，平等相待

（1）药学服务人员应当按规定着装，佩戴标明其姓名和称谓等内容的胸卡。

（2）药学服务人员应当言语、举止文明礼貌，热心、耐心、平等对待患者，不得有任何歧视性或其他不道德的行为。

（3）药学服务人员应当尊重患者隐私，对在执业过程中知晓的患者隐私，不得无故泄漏。

（4）在执业过程中，除非确有正当合法的理由，药学服务人员（药师）不得拒绝为患者调配处方、提供药品或药学服务。

（5）药学服务人员应当满足患者的用药咨询需求，提供专业、真实、准确、全面的药学信息，不得在药学专业服务的项目、内容、费用等方面欺骗患者。

3. 进德修业，珍视声誉

（1）药学服务人员应当不断学习新知识、新技术，提高专业水平和执业能力，保证用药的安全。

（2）药学服务人员要充分认识药学技能与职业道德的统一性，德行高尚，知荣明耻、正直清廉，自觉抵制不道德行为和违法行为，努力维护职业声誉。

4. 尊重同仁，密切协作

（1）药学服务人员应当尊重同行，同业互助，公平竞争，共同提高执业水平，不应诋毁、损害同行的威信和声誉。

（2）药学服务人员应当加强与医护人员、患者之间的联系，保持良好的沟通、交流与合作，积极参与用药方案的制订、修订过程，提供专业、负责的药学支持。

（3）药学服务人员应当与医护人员相互理解，以诚相待，密切配合，建立和谐的工作关系。发生责任事故时应分清自己的责任，不得相互推诿。

四、药学服务人员应具备的素质

1. 丰富的医药专业知识

合理用药是药学服务的核心内容，药物则是药学服务人员开展药学服务的载体。提供用药指导和药物咨询是药学服务人员开展临床药学服务的主要方式。药学服务人员应具备基本的药物及临床知识，如药物的药效学、药动学、不良反应、配伍禁忌、药物相互作用以及剂量个体化等。药学服务人员应主动向患者提供用药指导，详细交待用法、用量、注意事项、可能出现的不良反应，耐心解答患者的疑问。比如肠溶片（或胶囊）、缓释片（或胶囊）叮嘱患者应整片吞服；活性菌、酶类药物叮嘱患者凉开水送服；胃动力药饭前 15～30 分钟服用等等，能够明显提高患者用药依从性，提高药物治疗效果。

2. 崇高的职业道德

"救死扶伤，发扬革命的人道主义精神，全心全意为人民服务"是医务工作者的宗旨，药学服务人员应对本职工作认真负责，承担起人民安全用药的责任，并使有限的药品资源得到最有效的利用。药学服务人员应该将服务意识在思想里扎根，主动向患者提供药学服务。

3. 良好的个人修养和心理素质

药学服务人员应具有良好的个人修养，着装整洁，举止稳重，语言温和，对患者一视同仁，就会带给患者被尊重的感觉，产生信任和安全感，有利于提高患者的用药依从性。药学服务要求以患者为中心，需要充分感知患者的心态，倾听其心声。面对患者的询问、疑虑、牢骚、抱怨等，药师要放宽胸怀，做到尊重、理解、包容患者，多做正面的宣传工作，讲话通俗易懂，时刻做到热心、细心、耐心。最终使药学服务做到规范化调剂、零差错调配、高质量用药咨询，成为高效率、高水平的服务。

五、加强药学服务人员职业道德建设

（1）药学服务人员要认识到只有不断加强自身职业道德建设，才能保证用药的安全。结合药学服务领域社会与经济发展的现实情况，加强药师职业道德建设，开展药学服务职业道德规范理论学习与教育活动，培养正确的职业道德观，坚持药学为人民服务的宗旨，正确处理社会效益和经济效益的关系，不断提高药师的思想道德素质和技术业务水平具有十分重要的意义。

作为一线服务的药学服务人员，应当以患者为中心，理解疾病给患者带来的痛苦和情绪的变化，视患者为亲人，营造值得患者信赖的氛围，将医学、药学的进展与患者的疾病治疗有机地联系起来，真正树立起以患者为中心的执业理念，避免不合理用药。因此，只有具有较高水准的药学服务技能，不断加强自身职业道德建设，严格遵守法律，遵守职业规范，才能保证患者的用药安全、有效、合理。

（2）药学服务人员要认识到只有努力钻研业务，忠于职业，才能保证用药的安全。要充分认识药学技能与职业道德的统一性。要做到技术精湛，就需要不断学习新知识，适应药学服务需要。如果不能正确掌握药品适应证、注意事项、不良反应等，就不能正确地指导患者用药，患者用药不合理，不仅对病症的缓解无益，还会使患者更加痛苦。

同时，在药学服务过程中要正确处理各种社会或人际关系，正确判断药学活动中的是非和善恶。作为药学服务人员要热爱药学工作，既要不断提高业务技能，又要不断增强职业素养，保持高尚的职业情操。

（3）充分树立正确的职业道德观，牢记为人民服务的宗旨。药学服务领域职业道德观是社会主义道德体系的重要组成部分。药品是一种特殊的商品，担负着维护人民身体健康的特殊使命，与人的生命、生活质量密切相关，这种特殊性和重要性，决定着药学服务人员职业道德规范有着特殊的要求。药学服务职业道德的根本宗旨、根本原则就是社会主义道德规范所确立的——为人民服务。学习药学服务职业道德，树立正确的职业道德观，提高道德水准层次，自觉用药学服务职业道德规范来指导、调节、约束自己的行为，牢记为人民服务这一根本宗旨。在当前全面实施深化医改的新形势下，药学服务人员应当站在国家发展全局的高度，忠于职守，认真履行全心全意为人民服务、救死扶伤、维护人民健康的神圣职责；要不断地学习，提高职业道德素质，加强职业道德建设，增强职业责任心，端正工作态度，做一名合格的药学服务人员。

任务三 分析药学服务领域职业道德典型案例

问 题

随着人民生活水平、医疗技术的提高与寿命逐年递增，慢病患病率随之持续升高。与此同时，人们的治疗用药需求也逐渐发生变化，"大病去医院，小病去药店"的新健康理念，对零售药店药师的用药指导等职业水准提出更高要求。提升基层药师执业水准，规范指导行为，提升用药质量，建设高效专业的药学服务体系，进而惠及广大慢病患者。

关于药学服务的实践中会遇到哪些问题呢？

一、从《执业药师职业资格制度规定》看药学服务的"诚信执业、珍视声誉"

1. 新闻："打击"挂证"行为决不手软

3月15日晚，中央广播电视总台曝光了重庆市部分药品零售企业执业药师"挂证"问题，我部对此高度重视，部领导要求继续保持打击"挂证"高压态势，督查配合有关部门，从严从重打击"挂证"行为。

近年来，药品监管、工程建设等领域"挂证"问题突出，严重影响了国家职业资格制度的健康发展，扰乱了相关行业的市场发展秩序，给公共安全、公民人身财产安全带来了隐患。人力资源社会保障部按照国务院要求，会同有关行业主管部门不断加大打击力度。

2017年4月，人力资源社会保障部印发《关于集中治理职业资格证书挂靠行为的通知》，统筹协调有关行业主管部门，集中部署打击药品流通、环评、建设、专利代理等领域的"挂证"问题，集中曝光了一批"挂证"人员。第一批共曝光65名"挂证"的执业药师。截至2019年1月底，全国执业药师注册管理信息系统中共录入"挂证"执业药师330人。

2018 年 11 月，住房城乡建设部会同人力资源社会保障部、工业和信息化部、交通运输部、水利部、铁路局、民航局等七部门共同印发《关于开展工程建设领域专业技术人员职业资格"挂证"等违法违规行为专项整治的通知》，采用社保比对、人事档案核查等有效手段打击工程建设领域的"挂证"行为。目前，各地均按照要求部署开展专项整治行动，进行全面排查，对核实的"挂证"人员依法依规严肃查处，撤销其注册许可，3 年内不得再次申请注册；将违规的人员和单位列入建筑市场主体"黑名单"，向社会公布。

央视 315 晚会曝光执业药师"挂证"问题后，我们注意到，国家药监局迅速行动，已在全国范围部署开展为期 6 个月的药品零售企业执业药师"挂证"行为集中整治。对于药品零售企业存在"挂证"执业药师的，撤销其《药品经营质量管理规范认证证书》，直至吊销《药品经营许可证》，通报当地医保管理等部门，取消其医保定点资格；对于存在"挂证"行为的执业药师，按照新修订的《执业药师职业资格制度规定》进行处理，纳入信用管理"黑名单"，实施多部门联合惩戒、共同打击。

近日，人力资源社会保障部会同国家药监局修订完成了《执业药师职业资格制度规定》，将于近期发布。文件强化对执业药师、药品零售企业违法行为的监管，将执业药师"挂证"纳入常规化管理，对查实"挂证"的执业药师，将撤销其注册证书，并作为个人不良信息记入全国执业药师注册管理信息系统；在上述不良记录撤销前，不能再注册执业。

下一步，人力资源社会保障部将按照国务院要求，深化职业资格改革，积极支持和配合有关行业主管部门继续保持高压态势，以更严厉的手段，更大的力度整治"挂证"行为，不断营造职业资格健康发展良好环境。

——摘自人社部，《人力资源社会保障部：打击"挂证"行为决不手软》，2019.3.20

2. 相关法律制度规定

为促进执业药师注册管理信息化建设，建立执业药师诚信体系，形成执业药师管理大数据，《执业药师职业资格制度规定》（以下简称"《制度规定》"）明确执业药师注册须通过全国执业药师注册管理信息系统进行。根据《制度规定》，取得《执业药师职业资格证书》者，应当通过全国执业药师注册管理信息系统向所在地注册管理机构申请注册。经注册后，方可从事相应的执业活动。《制度规定》还强调，建立执业药师个人诚信记录，对其执业活动实行信用管理。执业药师的违法违规行为、接受表彰奖励及处分等，作为个人诚信信息由负责药品监督管理的部门及时记入全国执业药师注册管理信息系统。

为解决基层执法难题，针对执业药师在职不在岗、《执业药师注册证》挂靠、企业不按要求配备执业药师等问题，《制度规定》规定，申请注册者，必须遵纪守法，遵守执业药师职业道德，无不良信息记录。

《制度规定》提出，对未按规定配备执业药师的单位，由所在地县级以上负责药品监督管理的部门责令限期配备，并按照相关法律法规予以处罚。

《制度规定》明确，以欺骗、贿赂等不正当手段取得《执业药师注册证》的，由发证部门撤销《执业药师注册证》，三年内不予执业药师注册；构成犯罪的，依法追究刑事责任。

《制度规定》强调，持证人注册单位与实际工作单位不符的，由发证部门撤销《执业药师注册证》，并作为个人不良信息由负责药品监督管理的部门记入全国执业药师注册管理信息系统。买卖、租借《执业药师注册证》的单位，按照相关法律法规给予处罚。

《制度规定》通过明确对执业药师及执业单位违规行为的惩处措施，使基层监管有法可依。通过建立执业药师诚信记录以及执业药师大数据管理，对有不良信息记录的执业药师申报注册时，在不良信息记录撤销前，将不予批准注册。

——摘自国家药品监督管理局，提升队伍素质　加强执业监管《执业药师职业资格制度规定》《执业药师职业资格考试实施办法》发布，2019.3.20

3. 药学服务领域职业道德——诚信执业、珍视声誉

关于药品零售企业执业药师"挂证"问题，究其根源，是从业人员职业道德缺失导致的。"挂证"的执业药师缺乏职业素养和道德意识，没有认识到自身岗位的特殊性与重要性，他们在满足自身利益的同时，还给某些药品零售企业可乘之机，没有按规定聘请执业药师。这种行为导致零售药店的药学服务水平参差不齐，直接损害了公众的利益。"挂证"的执业药师用自身声誉换取利益的行为终会受到法律的惩罚。

作为药学服务人员关键成员之一的执业药师，一定要提高自己的道德水平，坚定自身的理想与信念，不为外界所诱惑，诚信执业，珍视声誉。

知识拓展

执业药师职业资格制度规定

第三章　注册

第十一条　执业药师实行注册制度。国家药监局负责执业药师注册的政策制定和组织实施，指导全国执业药师注册管理工作。各省、自治区、直辖市药品监督管理部门负责本行政区域内的执业药师注册管理工作。

第十二条　取得《执业药师职业资格证书》者，应当通过全国执业药师注册管理信息系统向所在地注册管理机构申请注册。经注册后，方可从事相应的执业活动。未经注册者，不得以执业药师身份执业。

第十三条　申请注册者，必须同时具备下列条件：

（一）取得《执业药师职业资格证书》；

（二）遵纪守法，遵守执业药师职业道德，无不良信息记录；

（三）身体健康，能坚持在执业药师岗位工作；

（四）经所在单位考核同意。

第十四条　经批准注册者，由执业药师注册管理机构核发国家药监局统一样式的《执业药师注册证》。

第十五条　执业药师变更执业单位、执业范围等应当及时办理变更注册手续。

第十六条　执业药师注册有效期为五年。需要延续的，应当在有效期届满三十日前，向所在地注册管理机构提出延续注册申请。

知识拓展

执业药师职业资格制度规定

第五章　监督管理

第二十三条　负责药品监督管理的部门按照有关法律、法规和规章的规定，对执业药师配备情况及其执业活动实施监督检查。

监督检查时应当查验《执业药师注册证》、处方审核记录、执业药师挂牌明示、执业药师在岗服务等事项。

执业单位和执业药师应当对负责药品监督管理的部门的监督检查予以协助、配合，不得拒绝、阻挠。

第二十四条　执业药师有下列情形之一的，县级以上人力资源社会保障部门与负责药品监督管理的部门按规定对其给予表彰和奖励：

（一）在执业活动中，职业道德高尚，事迹突出的；

（二）对药学工作做出显著贡献的；

（三）向患者提供药学服务表现突出的；

（四）长期在边远贫困地区基层单位工作且表现突出的。

第二十五条　建立执业药师个人诚信记录，对其执业活动实行信用管理。执业药师的违法违规行为、接受表彰奖励及处分等，作为个人诚信信息由负责药品监督管理的部门及时记入全国执业药师注册管理信息系统；执业药师的继续教育学分，由继续教育管理机构及时记入全国执业药师注册管理信息系统。

第二十六条　对未按规定配备执业药师的单位，由所在地县级以上负责药品监督管理的部门责令限期配备，并按照相关法律法规给予处罚。

第二十七条　对以不正当手段取得《执业药师职业资格证书》的，按照国家专业技术人员资格考试违纪违规行为处理规定处理；构成犯罪的，依法追究刑事责任。

第二十八条　以欺骗、贿赂等不正当手段取得《执业药师注册证》的，由发证部门撤销《执业药师注册证》，三年内不予执业药师注册；构成犯罪的，依法追究刑事责任。

严禁《执业药师注册证》挂靠，持证人注册单位与实际工作单位不符的，由发证部门撤销《执业药师注册证》，并作为个人不良信息由负责药品监督管理的部门记入全国执业药师注册管理信息系统。买卖、租借《执业药师注册证》的单位，按照相关法律法规给予处罚。

第二十九条　执业药师违反本规定有关条款的，所在单位应当如实上报，由负责药品监督管理的部门根据情况予以处理。

第三十条　执业药师在执业期间违反《中华人民共和国药品管理法》及其他法律法规构成犯罪的，由司法机关依法追究责任。

二、从"有效沟通"看药学服务中"尊重患者、平等相待"的必要性

1. 有效沟通案例

> 当患者走进用药咨询室时，药师首先热情地招呼，并请患者坐在离自己不远的凳子上（注意合理的空间位置），放下手中一切事情，专心与患者交流。
>
> 药师注视着患者先提问："您说说，有什么需要我帮助的，用药哪里不明白？"
>
> 患者说："发药的药师说让我上这里来问问，这些药具体怎么吃？什么时间吃合适？能一起吃吗？"
>
> 药师回答："噢，是发药的药师让您来的？您能来这里非常好。您先说说咳嗽大概有多少天了？有痰吗？痰多吗？"
>
> 等患者介绍完病情后，药师开始为患者进行详细的讲解，包括此病应该用些什么药，这些药该怎么服用，有可能出现哪些副作用，还应该注意什么等。接着，为提高患者用药的依从性，药师提醒道："用药需要按照时间口服，您不要怕麻烦，知道吗？"患者认真地答应了。
>
> 药师最后说："记住，服完药后，请您再看医师。如服药后有什么不舒服，也可以打电话咨询。"药师递给患者用药咨询名片后，请患者慢走。患者满意地离开。
>
> ——摘自《中国医药报》，2010.8.31

2. 关于药学服务中"有效沟通"的思考

第一，理解沟通的意义。沟通使患者获得有关用药的指导，以利于疾病的治疗，提高用药的有效性、依从性和安全性，减少药疗事故的发生。同时，药师从中可获取患者的信息、问题；可通过药师科学、专业、严谨、耐心的回答，解决患者在药物治疗过程中的问题；伴随着沟通的深入、交往频率的增加，药师和患者的情感和联系加强，药师的服务更贴近患者，患者对治疗的满意度增加。可确立药师的价值感，树立药师形象，提高公众对药师的认知度。

第二，患者及其家属相对于医务人员来说，在医药方面的知识比较匮乏，处于弱势地位，因此他迫切地希望及时了解病情状况，治疗方案，所用药品的疗效、不良反应、是否医保药品、费用等信息。医务人员在诊疗活动中，要付出大量的劳动和精力，常会因为有效沟通的缺失，引起患者的抱怨、不满，既而导致纠纷。药师和患者有效沟通可以营造相互信任与理解、相互尊重、相互配合的良好的药患关系，提高服务质量。指导患者合理用药，安全、有效、经济地使用药品，是合理用药的基本要求，患者及家属对名目繁多的药品及其不良反应知之甚少，而药师在这方面具有优势，可以指导患者按照医嘱或药品说明书正确使用药品，解释用药中可能出现的不良反应及注意事项；同时，提高患者的用药依从性。

第三，在合理用药咨询中，药师要尊重患者，保护患者隐私。在沟通中，要让患者精神放松，要让患者充分表述自己的疑问和与咨询有关的情况。药师根据获得的患者信

息，综合考虑，并查阅相关资料等，提出药师对用药方面的建议。药师也一定要与患者讲明白，用药建议的证据及理由。药师在讲明白用药建议最后，应再问一下并提醒患方："还有不明白的吗？若现在没有，回去以后还有问题或情况，可以来电话咨询。谢谢您的咨询。"

第四，社会药房在合理用药咨询中，除了参照医院药师合理用药咨询的有些做法，药师还应根据医药消费者要求，提供测血压、体温、血糖、称体重、测身高等服务。药师在合理用药咨询中，除了考虑医药消费者用药安全、有效、经济、适宜外，还应考虑用药方便性。注意不能追求以推销药品、保健品等产生经济效益为目的；需要患者去医疗机构诊断、检查的，不能误导医药消费者，以免发生意外。社会药房的合理用药咨询服务，应一切以医药消费者的利益为中心。

第五，药师应主动宣传合理用药知识。药师在与患者沟通时，应针对患者的用药情况，主动宣传合理用药知识。例如，药师在接待高血压患者的合理用药咨询时，会根据患者的文化水平等，用通俗的语言向患者主动讲解高血压是怎么回事？抗高血压药应如何服用？为什么要几类抗高血压药联合应用等知识；然后，结合患者的具体情况，提出患者应如何用药的意见。患者通过这样的咨询，就乐意接受药师的合理用药建议。药师在合理用药咨询中，应该多主动向患者宣传用药知识，这样就可能避免患者有病乱投医、乱用药等意外发生。

总之，药学服务人员要做到以人为本、尊重患者、平等相待。药学服务的核心是对患者用药的结果负责，改善患者的治疗预后，最终提高患者的生活质量，要求不仅是治愈疾病，还增进患者的身心健康。要做到这一点，就需要有丰富的药学知识和临床基础知识，加强与患者及家属的沟通交流是必不可少的条件。药学服务人员应不断掌握沟通的技巧，赢得患者及家属的认同，提高患者用药的依从性，从而达到最佳治疗效果。

知识拓展

沟通技巧

1. 认真聆听

认真聆听既表达尊重和礼节，同时也表示关注和重视的程度，体现了药师的素质。聆听往往比"说"更具有说服力，倾听让病患感觉受尊重和重视，无压力。在你要说之前，先"听"。

（1）选择性聆听。要抓住三种重要信息：现况与期望之差异，造成差异的原因，差异的重要性。聆听要收集相关信息，否则提出的方案可能不符合病患的期望或需要。还要用眼睛聆听，注意病患的面部表情、身体动作、声音语调等。

（2）反应性聆听。鼓励病患说出更多信息或引导病患回到相关议题。具体有以下方法。

a. 非语言鼓励，如：点头，眼睛注视着他，用笔记录，身体前倾。

b. 语言鼓励，如："哦""很好""真的吗""能否举个例"。

c. 重述病患讲过的话，如："就如同你刚刚所提到的"。

d. 引导回到相关主题，如："嗯，嗯"，而非"哦"；"你刚刚提到的××问题，可否再告诉我详细一点？"

（3）同情性聆听。表示了解、同感、同情，重述病患的谈话。如："你的意思是说""你是说上次你试着这样做，但不成功""你是说你希望……"。

2. 注意语言的表达

要求药师在与患者沟通时注意多使用服务用语和通俗易懂的语言，尽量避免使用专业术语，谈话时尽量使用短句子，以便于患者理解和领会。提问是沟通成功的要件，在你要告诉他之前，先"问"。如果只回答"是/否"，或回答很简短、模糊，可以用其他方式重新提问。

例如，可用发掘事实与发掘感情的提问方式。发掘事实的提问目的是发掘客观的事实或数据，即病患有什么。较容易回答，压力小，先采用发掘事实的问话，可以降低压力，并鼓励病人或顾客多谈。发掘感情的提问是发掘主观的情绪、感觉、态度、意见与需求，即病患期望什么。回答的压力大，一般使用"你觉得""你认为""你希望"来发问。

3. 注意非语言的运用

与患者交谈时，眼睛要始终注视着对方，注意观察对方的表情变化，从中判断其对谈话的理解和接受程度。非语言的运用可协助与启发病患做出决策，在提问之后，可运用"沉默"，眼睛注视着病患，等待病患回答。

4. 注意掌握时间

与患者的谈话时间不宜过长，提供的信息也不宜过多，过多的信息不利于患者掌握，反而会成为沟通的障碍。解决的办法是，事先准备好一些宣传资料，咨询时发给患者，这样既可以节省谈话时间，也方便患者认真阅读、充分了解。

5. 关注特殊人群

对特殊人群，如婴幼儿、老年人、少数民族和国外来宾等，需要特别详细提示服用药品的方法。对老年人应反复交代药品的用法、禁忌证和注意事项，直至其完全明白；宜选择每日仅服药1～2次的品种，书面写清楚用法并交代清晰。对少数民族患者和国外来宾尽量注明少数民族语言或英语、法语、日语等，同时注意各民族的生活习惯，选择适合他们服用的药品。

学习心得

通过本任务的学习，你的收获有：

思考与练习

简答题

1. 说说提升药学服务人员职业道德的意义。
2. 简答药学服务人员职业道德要求。

项目六
医药职业道德践行

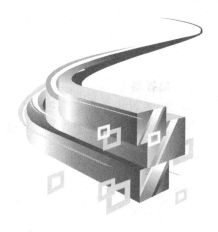

学习目标

[知识目标]　掌握医药职业道德在工作领域的践行方面的要求与标准、熟悉在职场经常遇到的问题以及需培养的职业素养能力、了解人际沟通与团队建设等方面对于职场的重要性。

[能力目标]　学会分析职场中遇到的问题以及正视在职场中面临的素养短板、解释在医药领域职业道德践行的技巧与策略、具备解决问题的能力、积累人际沟通与团队合作的技巧，培养大学生理论与实践相结合的能力。

[价值目标]　通过理论讲解、案例分析、情景模拟，让学生在实践中感受医药职业道德对于医药领域的重要性，对于培养正确的世界观、人生观、价值观的重要性，对于个人职场的关键性，不断提升大学生的职业素养与道德情操，做符合社会需求与行业标准的医药人，做医药职业道德的接力者。

情境导入

在日常生活和职场，问题无处不在，面对问题，我们应该积极面对，不回避。问题解决能力是我们在生活和工作中需要具备的重要能力之一，通过不断学习和训练，我们能够识别问题、分析问题，进而成功地解决问题。

任务一　问题解决能力训练

问　　题

请同学们结合自身经历思考问题：我们遇到印象最深的、最不容易解决、一直困扰自己的问题是什么？我们面对问题所持的态度又是什么？

一、问题

1. 问题的定义

问题（problem），理解为现实（是什么）和理想（应该是什么）之间相差的结果，而且需要现在或将来采取行动。对工作而言，造成应有状态与现实状态之间存在差距的各种影响因素就叫问题。

> 世界上使社会变得伟大的人，正是那些有勇气在生活中尝试和解决人生新问题的人！
>
> ——泰戈尔

2. 问题的要素

问题一般包含四方面要素：

（1）起始状态，指用已知条件对问题做出的描述。

（2）目标状态，指困难或者疑惑解决之后的最终状态。

（3）障碍，指那些在问题解决过程中阻碍目标实现的因素。

（4）解决方法，指解决问题的程序、步骤和策略。

3. 问题的来源

问题一般存在三个来源：

（1）问题来源于内部，这类问题具有很强的控制性。

（2）问题来源于内部与外部，若想解决，必须依靠与外部的沟通配合，共同努力。

（3）问题来源于外部，这类问题几乎无内部因素存在，具有不可控性。

4. 问题的分类

（1）紧迫类问题。这类问题是已经存在的，急需去解决的问题。

（2）寻找类问题。目前显露不明显，需要根据已知情况去判断、寻找隐藏的问题，这类问题需很强的问题识别能力与洞察力，能够及时、敏锐地察觉这类问题，能够在一定程度上避免紧迫类问题的形成。

（3）预测类问题。当时的状态与未来的状态相比有差距，如果现在不进行改进解决，就很难完成未来的期望状态。

二、问题识别能力

（一）问题识别能力的定义

问题识别能力是指当面对各种各样的复杂问题时，我们能迅速而准确识别出隐藏在生活与工作当中的问题，能意识到我们所面临的现实与期望之间的差异的能力。问题识别是问题解决的重要基础，因此问题识别能力是问题顺利解决的保障。

（二）问题识别途径

1. 积极自省

孔子曰："吾日三省吾身"，自省是识别问题的途径之一，积极的自我剖析与对话有利于发现问题与正视问题。

2. 与他人沟通

良好的沟通，能够使我们及时发现生活与工作中存在的问题，这就要求我们培养良好的沟通能力以及语言表达能力。通过创造和谐的谈话氛围，以主动开放的心态、清晰的表达，与他人进行良好的沟通，在与他人的谈话中搜集信息、把握观点。

3. 收集数据

收集与整理数据，也是问题识别的有力途径，能够为问题的分析与解决提供数据支撑。收集数据的基本方法有观察、统计、调查、实验、查阅文献资料和借助于网络查询等，通过数据的收集、筛查、分析，帮助我们找到问题产生的原因。

4. 积累知识，专注擅长领域

我们往往对于擅长的领域更具敏感性，更善于在熟悉的事物中寻找问题。当我们不具备某些方面的知识与技能时，即便我们已经掌握了充足的信息与数据，也会感到茫然。如果你没学过英语，你就不能发现单词的拼写错误；如果你没学过医药知识，你就不容易寻找到药品在存储过程中出现的失误。

5. 利用因果链，寻找问题的根源

连续追问"为什么"，每一个为什么都是前一个为什么的回答，这样的关系被称为因果链。因为这些原因都有关联，追问"为什么"，一直到无法往下问，顺着因果链就能找到问题的直接原因。下面举例说明因果链的使用技巧。

问：为什么产品未能成功签约？
答：因为购买方临时改变意向。
问：为什么购买方临时改变意向？
答：因为某某某公司的产品令他更满意。
问：为什么某某某公司的产品令他更满意？
答：因为我们的产品不具备那一功能。
问：为什么我们的产品不具备那一功能？
答：因为我们生产条件的制约。
问：为什么我们生产条件的制约？
答：因为生产线某某某机器的功能。

（三）问题识别的要素

1. 发现

在生活与工作中，问题无处不在，但有的问题却不是显而易见的，往往会在不经意间或者毫无准备的情况下出现，这样会让我们措手不及，给问题的解决带来困难。因此，善于发现问题是一项很重要的能力。

> 提出问题往往比解决问题更重要，因为解决问题也许仅是一个数学上或实验上的技巧而已。提出新问题、新的可能性，从新的角度去看旧问题，却需要有创造性的想象力，而且标志着科学的真正进步。
>
> ——爱因斯坦

识别问题是解决问题的前提与基础，识别问题就要善于发现问题，这些都是相辅相成的。我们面临许多问题，解决问题的能力影响着职场的发展，因此，识别能力的培养与训练是至关重要的。

问题面前，我们应该采取积极的态度，要勇敢地正视问题、解决问题。我们都应该树立问题是创新与进步的前提的理念，通过不断关注生活与工作面临的问题与状态，定期对问题进行辨别与分析，锻炼自己识别问题的敏感度。

2. 甄别

生活与工作中的异常状况不一定都表示问题的出现，就是说不是所有我们认为的困惑与不解都能称之为真正意义上的"问题"，没有经过甄别的问题就不能称作问题。

我们往往使用提问题的形式进行甄别，仔细地分析，通过提问避免把自己认识不清、不理解、不能接受的事物或情况错认为问题。提问题一般划分为两个类型：封闭式问题、开放式问题。封闭式问题的回答简单直接，经常使用"是""不是""喜欢""不喜欢""有""没有"等回答词。开放式问题则需要我们做出详细的解释和回应，一般使用"什么""怎样""为什么""如何"等提问，回答的内容需要详实。封闭式提问与开放式提问相比较，封闭式提问简单、容易操作，开放式提问则利于搜集更多信息。

3. 界定

通过甄别判断出真正的问题之后，就需要对问题进行清晰的界定。有的问题一开始模糊不清，随着时间的变化和事态的推进，会逐渐蔓延，影响范围变大。有的问题会随着时间的推移而消失。因此，我们在界定问题时，需要清晰准确地把控问题的性质、程度以及影响力，做出目前应该解决它还是忽略它的判断。

（1）界定问题的清晰度。根据问题的清晰度，可以分为界定清晰的问题和界定含糊的问题。当我们已知的信息与需达到的目标状态都很明确时，这样的问题就称为界定清晰的问题，如：解一个方程式或者归纳总结一篇文章的中心思想。当给定的条件和要达到的目标都没有准确的规定时，这样的问题就称为界定含糊的问题，如：举办一次有意义的交流会等。一般来说，界定清晰的问题比界定含糊的问题更容易解决。

（2）界定问题的结构。根据问题的结构，可以分为排列问题、推导问题和转换问题。排列问题给出所有的已知条件，要求问题解决者按照一定的方式进行排列，以达成目标状态。如：给出已知数，把所有的数按照一定要求的顺序排列。推导问题给出几个条件，要求问题解决者通过已知推导出未知信息，进一步解决问题。转换问题只给出一个初始状态，要求问题解决者挖掘一系列能够产生目标状态的操作，通过这些操作，使初始状态不断向目标状态转化，并最终解决问题。

（3）界定问题的结构特征和复杂程度。根据问题的结构特征和复杂程度，可以分为结构良好问题和结构不良问题。结构良好问题具备两个基本的特点：问题的明确性和解法的确定性，一些书本上的题属于这类问题。这类问题结构良好，便于问题解决者分析解决问题。但现实是遇到的问题多属于结构不良问题，这类问题具备结构的不明确性和解法的模糊性。

课堂活动

图形识别训练

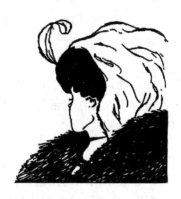

从上面的图片中你能看出几种图像？

三、问题分析能力

（一）问题分析与问题分析能力

分析是把一件事情、一种现象、一个概念分解成较简单的组成部分，并找出这些部分的本质属性和彼此之间的关系。

问题分析能力是指人在思维中把复杂问题的整体分解为若干部分进行探索，找出这些部分的本质属性和彼此之间的关系进行观察、剖析、分解和研究的一种能力。

问题分析能够对问题的认识由表到里、由浅入深、由难到易、由繁到简，从而把握问题的本质。

（二）问题分析的原则

通过细致的观察和思考对问题进行分析，对与问题相关的各方面因素进行剖析与整合，通过问题分析把复杂的问题进行分解，使问题简化。问题分析最常用的就是"5W1H"原则，5W：What、Why、Where、Who、When，1H：How。

1. What——何物

问题不同，问题的性质也不同，解决问题的策略就不同，因此，我们需认识到所要解决的问题是什么，所以，我们对问题要进行分析。问题是什么？问题能分解成几个部分？几个部分之间存在什么关系？这一问题与其他的问题是否有关联……

2. Why——何因

出现问题都是有原因的，解决问题必须能够找到问题的根源。为什么会出现这个问题？为什么之前没关注过这个问题？为什么一直没尝试解决这一问题？为什么这个问题一直没解决……

3. Where——何处

不同的问题可能出现在相同的地点，相同的问题可能出现在不同的地点。问题出现在哪里？问题出现的地域范围？地点对于问题的解决是否重要？不同的部门、场地解决问题的途径是否相同？

4. Who——何人

不同的人会出现相似的问题，但由于受到教育水平、性格特点、经历等影响，不同的人解决问题的方式、途径、达成的目标状态不同。出现问题的人（人群）是谁？出现问题的人（人群）与问题是否具有显著的相关性？出现问题的人（人群）具备的优劣势是哪些？

5. When——何时

问题出现的时间。问题是什么时间出现的？时间对于问题解决是否关键？是否会在特定的时间出现？问题持续的时间是？问题解决所需的时间？

6. How——如何

问题该如何解决。目标状态是怎样的？问题解决方法是什么？问题解决途径是什么？问题解决的过程是怎样的？问题解决的结果是否单一？问题解决的目标状态是怎样的？

（三）分析问题根源

问题分析就要找寻问题出现的根源，一般问题的根源分为内部因素与外在因素。

1. 分析内部因素

（1）及时关注问题产生的对象，分析其性格特点、心理状态是否是问题产生的原因。

（2）分析其知识水平、工作经历等是否是问题产生的原因。

（3）分析其职业规划是否合理、规划执行是否通畅，这都会成为问题产生的原因，也会影响问题解决的目标状态。

2. 分析外在因素

（1）及时分析问题产生的对象是否出现配合不当、沟通不畅、协作不力的现象。

（2）分析其工作环境，如：工作分配、部门间协调、学习培训、组织机构、平台设置、鼓励机制等是否成为问题产生的原因。

（3）是否因为客户或者相关联的人员给其造成影响。

（四）问题分析提升策略

（1）及时分析问题产生的根源。这是解决问题的前提，也为问题解决途径的探索提供了依据与基础，这个过程从内在因素和外在因素综合考虑。

（2）培养沟通能力。一些问题的产生源于沟通，由于缺乏沟通或者沟通不畅，使问题产生，甚至使问题扩大化。沟通能力欠缺，也会影响问题解决进程。

（3）培养团队协作能力。团结就是力量，团结有力的团队不仅可以避免很多问题的出现，也会敏锐地觉察潜在的问题。和谐互助的团队氛围也会增强问题解决的信心。

（4）勤学习，不断扩展知识与技能领域。增强识别问题、分析问题能力的一个重要途径就是不断学习。这个学习过程不仅是自己利用空余时间进行专业技能的学习，也需要向他人学习，学习他们的工作态度、处理问题的方式与技巧等。

（5）增强心理调节能力与抗压能力。不怕问题，积极面对，不仅需要丰富的知识、敏锐的洞察力，也需要较强的心理调节能力与抗压能力，能够意识到问题与机会共存，能够乐观、勇敢地面对与解决问题。

四、问题解决能力

（一）问题解决与问题解决能力

问题解决是由一定的情境引起的，按照一定的目标，应用各种认知活动、技能等，经过一系列的思维操作，使问题得以解决的过程。问题解决能力是指人们运用观念、规则、一定的程序策略等对客观问题进行分析并提出解决方案的能力。能够快速地识别问题，进行详细分析，运用思维、技能操作，顺利解决问题的能力是企业很看重的素质，解决问题能力不是单一能力，是综合素质的体现。

（二）问题解决的特点

1. 问题情境性

问题解决的定义中指出问题解决总是由一定的情境引起的。所谓问题情境就是出现在人们面前使其感到不了解和无法解决的那类情况，它会影响个体的认知平衡，促使个体积极思考并运用积累的认知与技能进行探索、寻求答案。

2. 目的指向性

问题解决行为总是具有明确的目的性，它总是要达到某个特定的目标状态。这里指的目标状态是以事实为依据，是符合客观实际的。

3. 操作复合性

问题解决不是简单的记忆再现，不是单一的心理操作，而是利用已有的认知与技能把搜集的信息进行分析、整合、重组，是一系列的复合性活动。

4. 认知操作性

问题解决不是简单的一个动作，而是有一系列认知操作参与的活动。系鞋带，虽然有目的性，也进行了一系列操作活动，但不能称之为解决。

（三）问题解决的类型

问题解决有两种类型，一是常规性问题解决，二是创造性问题解决。常规性问题解决往往有固定的答案，只需要用现成的解决方法解决。创造性问题解决没有固定的答案，通过识别、分析、整合去探索新途径，进行问题解决。

活动体验

活动描述：分组训练，一组 5～7 人，每组两双筷子，利用两双筷子砌出五个"口"。

讨论：

1. 你们是先思考问题，然后再着手做，还是先做，然后根据做的情况再调整解决方案？

2. 在解决问题的过程中，你们是否能够听取他人的意见和建议？为什么？结果怎样？

（四）问题解决理论

1. 奥卡姆剃刀定律

奥卡姆剃刀定律（Occam's Razor，Ockham's Razor）又称"奥康的剃刀"，它是由 14 世纪英格兰的逻辑学家、圣方济各会修士奥卡姆的威廉（William of Occam）提出。这个原理称为"如无必要，勿增实体"，即"简单有效原理"。正如他在《箴言书注》2 卷 15 题说"切勿浪费较多东西去做，用较少的东西，同样可以做好的事情。"

奥卡姆剃刀定律也认为把事情变复杂很简单，把事情变简单很复杂。简单管理作为一种古老而崭新的管理思维和能力，蕴含着深刻的内涵。奥卡姆剃刀所倡导的简单化管理，并不是把众多相关因素粗暴地剔除，而是要穿过复杂，才能走向简单。

如今奥卡姆剃刀定律常用于两种或两种以上假说的取舍上：如果对于同一现象有两种或多种不同的假说，我们应该采取比较简单或可证伪的那一种，世界客观存在即是建立在客观实践之上，正所谓实践是检验真理的唯一标准。

案例分析

两家化妆品企业都接到了客户的投诉，说买的香皂盒里面是空的。为了避免这样的现象再次出现，这两家企业都想出了对策。你能想出什么好的解决方案吗？（讨论分析分享）

一家公司的负责人使用 X 光检测器去检查每一盒香皂，另一家公司则买了一台强力电扇去吹每一个香皂盒，没放香皂的香皂盒就被吹走了。比较这两种解决方案，当然，第二种具备容易操作、实用、节约成本的优势。

2. 尝试错误

尝试错误（trial and error）是解决问题的一种形式。桑代克 19 世纪末通过大量的动物实验认为，动物都是经过尝试错误来解决问题的。他设计了一种问题箱，将一只猫关在其中。它若用爪去挠门闩而使门打开，得以逃出，便能得到食物，今后被关时便会用爪去拨动门闩；若挠别处，门打不开，便得到不愉快的经验，今后抓挠其他地方的行为就会减少。于是，其行为与后果之间形成了一种联系，为学习提供了强化。尝试错误通常包括两个方面：经典条件作用和操作行为。

尝试错误是解决问题、获得知识常用的方法，即根据已有经验，采取系统或随机的方式，去尝试各种可能的答案。当问题相对来说比较简单或范围比较有限时，试错的方法有一定效果。

在试错的过程中，选择一个可能的解法应用在待解问题上，经过验证后如果失败，选择另一个可能的解法再接着尝试下去。整个过程在其中一个尝试解法产生出正确结果时结束。

尝试错误的特征：

（1）解决问题导向。尝试错误法不试着去探讨为什么某种解法会成功，只要成功解决问题即可。

（2）没有最佳化。尝试错误法只找出某种解法，并不会去尝试出所有的解法，亦不会找出问题的最佳解法。

（3）仅需最低限度的知识。即便对问题的领域只有少量的知识，尝试错误法仍然可以被拿来应用。

3. 脑力激荡法

脑力激荡法（Brainstorming），又称头脑风暴法，美国奥斯朋（Dr. Alex F. Osborn）所创。利用创造性想法为手段，集体思考，挖掘大家最大的想象力。脑力激荡是一切创造性问题解决方法的来源。

（五）解决问题能力训练要素

1. 识别问题能力

识别问题是解决问题的基础，为解决问题提供方向，是解决问题过程重要的一环。

2. 分析问题能力

分析问题为解决问题提供依据，根据"5W1H"的原则进行问题的细致分析，通过分析进行解决方案的探索。

> **活动体验**
>
> 某企业物流部门员工反映，库房药品的分类与放置不利于寻找，请分组探讨，对问题进行细致的分析，寻找解决问题的途径与方案。

3. 问题解决能力

问题解决能力是综合能力的体现，解决过程中依据问题解决理论，使用实用、简单、低成本的方案。

> **活动体验**
>
> 模拟在工作中遇到的问题场景，通过识别、分析，进而寻找解决方案。
>
> 分组进行讨论，记录解决过程，总结分享收获。

五、问题意识的培养

问题意识是指因为面临困境、对现状不满意，经常有积极寻求解决问题、积极进步向前、有所作为的强烈意志。

面对问题，有的人欣然接受，勇敢地面对、积极解决；有的人被动消极，采取回避的态度，或视而不见、或逃避、或推诿。但，无论我们面对问题的态度如何，问题依然存在，我们能够改变的是我们的心态，我们都需要树立积极的问题意识。

1. 问题无人不有、无时不有、无处不在

在生活和工作中，无论职位如何、无论在何岗位、无论新老员工，都会面临这样那样的问题，谁都不能例外，谁都不能置身事外，这就要求我们勇敢地自我批评、反省，细致地进行现状分析，努力做到未雨绸缪，做到防患于未然。

2. 问题面前勇于担当

作为新时代青年，应该有"匹夫有责"的观念，应该有"一心为国"的壮志，应该有"坚守初心"的坚持。在问题面前，不躲避，勇于承担，积极思考，探索解决路径。解决问题的过程是磨炼意志与品格的过程，是培养能力、积累知识技能的过程，也彰显了青年不怕困难、敢于担当的优秀品质。

3. 敏锐的洞察力

有的问题显而易见，有的问题却埋于深处，较强的洞察力就显现出重要的作用。要通过实践逐渐培养自己的观察力、洞察力，能够敏锐地感知问题，能够迅速地寻找突破口，找寻到问题的解决关键点。在生活与职场，我们应该防微杜渐，不因问题小忽视，也不因为问题不涉及自己就沾沾自喜，要树立未雨绸缪的理念，有则改之，无则加勉。

学习心得

通过本任务的学习，你的收获有：

任务二　沟通能力训练

问　题

社会性是人的特性，我们的生活和工作都离不开人与人的沟通，良好的沟通能力不仅是一个人综合能力的展现，也是职场必需的素养之一。

关于沟通你了解哪些呢？

一、沟通

1. 沟通的概念

沟：通道；通：贯通、往来、通晓、通过、通知；沟通是把信息传递给对方，且希望得

到对方做出相应反应效果的过程；是人与人之间、人与群体之间思想与感情的传递和反馈的过程，以求思想达成一致和感情的通畅。

感觉剥夺实验

1954 年，加拿大麦克吉尔大学的心理学家首先进行了"感觉剥夺"实验：实验中给被试者戴上半透明的护目镜，使其难以产生视觉；用空气调节器发出的单调声音限制其听觉；手臂戴上纸筒套袖和手套，腿脚用夹板固定，限制其触觉。被试者单独待在实验室里，几小时后开始感到恐慌，三四天之后，被试者产生注意力涣散、思维迟钝、紧张、焦虑，进而产生幻觉……被试者在实验后数日方能恢复正常。

---

2. 沟通的重要性

（1）沟通可以满足人的心灵需求。人是社会性动物，被外界排斥时就会出现一些不良反应，一个新生或者新员工进入到一个新的环境，没有朋友的话，就会感觉不适。感觉剥夺实验能够很好地说明人需要与外界沟通。

（2）沟通是建立良好人际关系的桥梁。美国前总统罗斯福说过："成功公式中最重要的一项因素是与人相处。"建立人际关系靠什么？是沟通。通过沟通，你可以了解别人，和别人建立各种不同的关系，有的是朋友，有的是工作伙伴，有的是同窗好友，有的是爱人……

（3）沟通是获得理解和支持的法宝。通过沟通，不仅可以建立良好的人际关系，促进交流，也能够让他人更好地了解自己，了解自己的初心、了解决策的初衷，更好地获得他人的理解与支持。

（4）沟通是有效决策的基础。沟通可以促进信息的交换，扩展我们看问题的广度和深度，有利于收集意见与建议，为有效决策提供基础。

3. 沟通的方式

（1）语言的沟通，这是人类特有的一个非常好的沟通方式。语言的沟通包括口头语言（面对面的谈话、开会议等等）、书面语言（信函、广告、传真、E-mail 等）、图片或者图形。

（2）肢体语言的沟通，肢体语言包括我们的动作、表情、眼神。实际上，在我们的声音里也包含着丰富的肢体语言，如我们说话的音色、抑扬顿挫的语调。

二、沟通技巧

所谓沟通技巧，是指人利用文字、语言与肢体语言等手段与他人进行交流使用的技巧。沟通技巧涉及许多方面，如简化运用语言、积极倾听、重视反馈、控制情绪等等。虽然拥有沟通技巧并不意味着成为一个有效的管理者，但缺乏沟通技能又会使管理者遇到许多麻烦和障碍。

（1）善于与交往者建立良好友善的关系。良好的关系有利于促进融洽沟通环境的形成，着装、妆容、言谈举止等方面都会影响良好关系的建立。

（2）善于聆听，不随意打断。良好的倾听有助于理解他人的观点，也是尊重的体现。

（3）善于提出问题。提问可以帮助我们获得更多的信息。

（4）善于把自己的观点传达给对方。在表述观点时要注意时机，不能随意打断或者占用太长的时间。

（5）运用沟通五步。在与他人沟通前应该考虑五方面内容：目的意图、接受对象、信息内容、形式方式、时间安排。

课堂讨论

小贾是某公司新入职的员工，在入职前，前辈们就给小贾说过："作为职场菜鸟，要谦虚，不要多说话，尽量不参与办公室的话题讨论，以免得罪他人。"小贾铭记在心。

小贾在工作中兢兢业业，把时间和精力都放在工作上，在别人谈论时，她经常一个人低头工作，她很纠结不知能不能与同事们闲谈，过了一个月，小贾感觉大家都在有意疏远她。

一天，经理把她叫到办公室，她内心很忐忑。经理说："小贾啊，你工作很努力，但大家反映你不善于沟通，不太好相处，希望你能在这方面努力改进。"

小贾很困惑，我该怎样融入这个集体呢？

三、沟通能力训练

活动体验

分组完成游戏——你来比划我来猜

游戏规则：

1. 每组 2 名选手参加，一人比划一人猜。

2. 每组 10 个词。

3. 比划的人可以用语言和肢体动作来提示描述，但是不能描述某个字的读音或笔画。

4. 猜不出可以喊过，只能喊过 3 次。

5. 观众不能提醒。

6. 按规则用时最短，猜中词条的数量多少，决定最终胜负。

分组讨论：

获胜的原因？对词语的描述有何技巧？

（一）语言表达能力训练

语商，是指一个人学习、认识和掌握运用语言能力的商数。具体地说它是指一个人语言的思辨能力、说话的表达能力和在语言交流中的应变能力。表达时应准确客观，不能以自己的主观意志来表达意见，以免传达错误的信息。表达时应准确描述事物的特征，不能用模糊的标准界定事物，以免引起误解。

同样的意思有不同的表达，不同的表达则有不同的效果；表达时强调的重点不同，就会有不同的理解，沟通效果也会不同。

在语言表达时要克服说话时的紧张情绪，积极大胆与别人说话；平时多积累一些你擅长的话题，拓展自己的知识领域；增加自己的幽默；学会站在别人的角度等，这些都有利于沟通的通畅。

在语言表达中，包含看听说编写背几个方面，哪个方面薄弱就在哪个方面努力。这几个方面不是独立存在的，而是密切相关的，是合一的，即兴演讲时，把这几个方面迅速整合在一起。

活动体验

以"我的大学""青春理想""传递正能量""青年担当""奋斗的青春"等为题开展演讲，总结活动收获与演讲中表现的不足。

（二）提问能力训练

提问总是带有某种目的性，或是为了启迪引导，或是为了获得信息。沟通中提问的方法和技巧很重要，有效的提问能够直击所需要的信息，提问可采用封闭性问题和开放性问题。封闭性问题，也就是那些可以用简单事实来回答的问题，例如，你喜欢你的工作吗？开放性问题，也就是那些不能简单用是、否来回答的问题，你喜欢你工作的哪些方面？开放性问题有利于搜集信息。

提高提问能力的 7 个方面：

1. 保持目标清晰
2. 建立提问方式的模式标准
3. 使用朴素的语言
4. 适当留出思考的时间
5. 认真分析对方的回答信息
6. 保持友好的气氛
7. 不打断，多倾听，多观察，多分析

活动体验

模拟场景训练——恰当地提问

模拟沟通场景，总结出提问的问题和提问的重要性。

总结分享提问题的技巧。

（三）倾听能力训练

在沟通的过程中，不仅需要提问，还需要倾听。倾听是沟通过程中最重要的环节之一，良好的倾听能力是有效沟通的开始。在倾听的过程中，如果不能集中自己的注意力，真实地接受信息，主动地进行理解，就会产生倾听障碍。

1. 倾听的几个要素

倾听指令：通常在听之前会和讲话者有一个眼神上的交流。

积极行动：频频点头、身体前倾、适时追问等都是积极的行动，对方也会给出更多的信息。

理解信息：在沟通中若没有听清楚或者没有理解时，一定要及时告诉对方，请对方重复或者解释。

2. 不良倾听表现

反省自己是否有以下不良的倾听习惯：

打断别人说话

经常改变话题

抑制不住个人的偏见

生对方的气

不理解对方

评论讲话人而不是讲话人发表的意见

贬低讲话人

表现出不耐烦的神情

只注意听内容，不关注讲话人的感情

3. 有效倾听原则

不要打断讲话人

设身处地从对方角度着想

要努力做到制怒

针对听到的内容，而不是讲话者本人

使用鼓励性言辞，眼神交流，赞许地点头

避免使用"情绪性"言辞："您应该""绝对"

不急于下结论

适当的提问

复述、引导

活动体验

　　两人一组：学做"倾听者"

　　总结分享倾听过程与感受。

（四）反馈能力训练

反馈是指在沟通过程中信息的接收者向信息的发送者做出回应的行为，是沟通过程的一个重要组成部分。

一个完整的沟通过程包括信息发送者的表达和信息接收者的倾听及信息接收者对信息发送者的反馈。

反馈就是沟通双方期望得到一种信息的回流。

活动体验

两人一组，一个说一个做，做的一方不能问，通过自己的理解完成折纸，完成后分享感受。

再做一次，这次做的一方能够问问题，说的一方能回应，完成后分享收获。

学习心得

通过本任务的学习，你的收获有：

任务三　团队合作能力训练

问　　题

"团结就是力量"，唱起这首歌，我们都激情满满，充满力量。充满力量的团队在生活与工作中是至关重要的。团结协作的团队有利于工作的完成，能够达到事半功倍的效果。

上级布置一项工作，你希望安排你一个人完成，还是希望你们一个团队去完成？

思考：比较个人完成与团队完成的不同点？

一、团队

（一）团队的含义

1994 年，斯蒂芬·罗宾斯首次提出了"团队"的概念：团队是指一种为了实现某一目标而由相互协作的个体所组成的正式群体。团队是由员工和管理层组成的一个共同体，它合理利用每一个成员的知识和技能协同工作，解决问题，达到共同的目标。

（二）团队的构成要素

团队有几个重要的构成要素，总结为 5P。

1. 目标（Purpose）

团队都有一个既定的目标，为团队成员导航，知道要向何处去，没有目标这个团队就没有存在的价值。

2. 人（People）

人是构成团队最核心的力量。3 个（包含 3 个）以上的人就可以构成团队。目标是通过人员具体实现的，所以人员的选择是团队中重要的一个部分。在一个团队中，根据队员的擅长，每人负责不同的工作内容，大家向着共同的目标努力，出色地完成工作。不同的人通过分工来共同完成团队的目标，在人员选择方面要考虑人员的能力如何，技能是否互补，人员的经验如何。

3. 团队的定位（Place）

团队的定位包含两层意思。一是团队的定位，团队在建设过程中处于什么位置？由谁选择和决定团队的成员？团队最终应对谁负责？团队采取什么方式激励成员？二是个体的定位，作为成员在团队中扮演什么角色？是制订计划还是具体实施或评估？

4. 权限（Power）

一般来说，团队越成熟领导者所拥有的权利相应越小，在团队形成的初期阶段领导权相对比较集中。团队权限关系的两个方面：

（1）整个团队在组织中拥有什么样的决定权？比方说财务决定权、人事决定权、信息决定权。

（2）组织的基本特征。比方说组织的规模多大，团队的数量是否足够多，组织对于团队的授权有多大，它的业务是什么类型。

5. 计划（Plan）

计划的两层含义：

（1）目标最终的实现，需要一系列具体的行动方案，可以把计划理解成目标的具体工作的程序。

（2）提前按计划进行可以保证团队的顺利进度。只有在计划的操作下，团队才会一步一步地贴近目标，从而最终实现目标。

活动体验

开展破冰游戏

分组成立团队，完成内容：队名、队徽、队歌、口号、组长、秘书。

完成后分享感受，展示成果。

二、团队合作

（一）团队合作的定义

团队合作指的是一群有能力、有信念的人在特定的团队中，为了一个共同的目标相互支持、合作奋斗的过程。它可以调动团队成员的所有资源和才智，如果团队合作是出于自觉自愿时，它必将会产生一股强大而且持久的力量。

（二）团队合作的重要性

1. 团结就是力量

一个团队的力量远远大于一个人的力量，团队不仅仅强调的是个人的劳动成果，更强调团队的工作业绩。大家都知道一根筷子轻轻被折断，但把更多的筷子放在一起，想要折断是很困难的事。

2. 创造学习平台

团队成员各有所长，在这个集体，成员之间可以互相学习，汲取他人的优点，弥补自己的短板。

3. 成就成长

团队强调整体的成绩，同时也造就了优秀的个人，优秀的团队成就优秀的个人，优秀的个人也推进了团队的辉煌。

4. 助于心理健康

团队给予成员的不仅仅是工作的成果，同时给予的是心理的支持，在困难面前互助、理解与宽容，有助于增强心理抗压能力，维护心理健康。

（三）团队合作原则

1. 目标一致

因共同的目标形成了团队，团队为了共同的目标而努力奋斗。团队成员的目标具备一致性的特点，也造就了团队强大的凝聚力。

2. 理解与包容

团队不可避免存在意见分歧，在出现意见不一致时，成员间的互相理解至关重要，能够保障团队的持久性与关系的和谐性。

3. 沟通通畅

目标的完成，需要团队间有良好的沟通渠道。无障碍的沟通不仅有利于任务的完成，也能够促进融洽环境的形成。

4. 共同奉献

团队成员为了同一目标努力，不计得失、甘于奉献、不怕苦累，是团队生存与进步的基础。

活动体验

布置一项任务开展情景模拟，如进行药品的推广，团队共同完成。

完成后团队代表总结分享过程的感受与成果。

三、团队精神培养

（一）团队精神

团队精神是大局意识、协作精神和服务精神的集中体现，核心是协同合作，反映的是个体利益和整体利益的统一。

（二）团队精神的作用

1. 目标导向功能

团队精神能够使团队成员齐心协力，拧成一股绳，朝着一个目标努力。

2. 团结凝聚功能

任何群体都需要一种凝聚力，团队精神则通过对群体意识的培养，通过成员在长期的实践中形成的习惯、信仰、动机、兴趣等文化心理，来沟通人们的思想，引导人们产生共同的使命感、归属感和认同感，逐渐强化团队精神，产生一种强大的凝聚力。

3. 促进激励功能

团队精神要靠每一个成员自觉地向团队中最优秀的员工看齐，通过队员之间正常的竞争达到实现激励功能的目的。这种激励不是单纯停留在物质的基础上，而是要能得到团队与成员的认同。

4. 实现规范功能

在团队里，不仅队员的个体行为需要规范，群体行为也需要协调。团队精神所产生的规范功能，是通过团队内部所形成的一种观念的力量、氛围的影响，去约束、规范团队的个体行为。这种规范不是自上而下的硬性强制力量，而是自觉持久的力量。

（三）团队精神培养

1. 增强责任意识

拥有责任意识是团队成员的重要品质，在工作、项目完成过程中，培养责任感，做好每一项工作，主动承担工作，培养主人翁意识。从其他成员身上学习乐于奉献的精神，不断强化担当意识。

2. 培养沟通能力

沟通在团队合作中起到了举足轻重的作用，良好关系的建立、工作策略的商讨、项目的执行、问题的解决都离不开沟通，良好的沟通能力是团队成员应该具备的素养与能力。

3. 培养共赢心态

作为团队中的成员，都应该为了共同目标一起努力，而不是为了私利，也不是为了炫耀个体才华。"一花独放不是春，百花齐放春满园"，成就别人的同时，也能够使自己成长，能够成就团队的壮大。共赢也是企业所追寻的目标。

小故事

土豚与甜瓜

在自然界和社会中，存在着很多的共赢现象。例如在沙漠里，甜瓜是土豚最好的食物，土豚吃了甜瓜以后会把自己的粪便埋到地里，不久，新的甜瓜又会长出来，结出果实。这样就提供给更多的土豚以食物，如此反复，生生不息，演绎了一场甜瓜和土豚共赢共存的局面。

4. 培养学习能力

在工作之余，应该充分利用各种平台扩展自己的知识领域，丰富自己的技能财富，增强自己的竞争力。团队成员各有优势，各有不足，在日常的工作交往中，成员间要善于互相学习，积累丰富经验。这样的学习不仅仅是业务技能方面的，当然也涵盖乐于合作、互帮互助、敢于担当的精神。

5. 谦虚

谦虚谨慎是一项优良的品质，要学会学习团队成员的优点，要把目光放在其他成员的优势上，对于自己的长处不沾沾自喜，不做自大的骄傲者。

学习心得

通过本任务的学习，你的收获有：

思考与练习

实例分析题

1. 某公司的新药品已经投放市场一年了，但在药房的销售量一直很低，如果你是这个公司的销售总监，你怎样解决这个问题？

2. 李丽与李雪是工作上的好搭档，生活中的好朋友，最近由于李丽在工作方面表现不积极，经常把工作交给李雪，因为平时的关系，李雪不好意思拒绝李丽的请求，但内心是不情愿的。就这样过了一周，双方都能感觉关系的细微变化，关系也疏远了。如果你是李雪，面对李丽的变化你会怎样做？

3. 上级分配给销售部一项重要的工作，召开某药品的销售分享会，接到这个项目后，销售部经理做了周密的安排，要求在一周之内拿出策划方案。部门的成员都积极地集思广益、出谋划策。阿亮是入职不久的员工，平时工作积极，他感觉这次的项目是他崭露头角的机会，未经过与部门其他同事的商议，就把策划案偷偷地拿给了经理，受到了经理的表扬，在他沾沾自喜之余听到了其他成员的不满。请分析阿亮的行为是否合适，为什么？阐述你的理由。

思考与练习参考答案

项目一　医药职业道德与职业环境认知

简答题

1. 参考答案:

(1) 医药职业道德的含义

医药职业道德指从事医药科研、生产、经营、使用、检验和监督管理等药学领域中与职业内容和职业活动相联系的职业道德,是社会主义道德体系的重要组成部分,是人们在药学职业活动中形成的行为规范,是主要调节医药职业者与患者、医药职业者与其他医药职业者、医药职业者与集体和国家、医药职业者与自然界之间关系的行为规范的总和。

(2) 医药职业道德的特点

第一,医药职业道德的专属性。药品的质量关系到人民的健康,医药产品的研制、生产、经营和使用都要按照国家制定的法律法规进行,这不仅是严格的法律规定,也是医药职业道德的基本要求。

第二,医药职业道德的平等性。医药科学是全人类同疾病斗争的科学,医药科研成果和应用技术不因阶级而异,人们祛除病患、保障健康的意愿也不会因时代、民族、阶级、肤色而有所不同,医药科学是为全人类的健康服务的。医药职业道德要求职业者对患者一视同仁,无论种族民族、男女老幼、职务高低都应真诚服务、平等相待。

第三,医药职业道德的稳定性。人们在世代相传的医药职业实践中,受社会风俗、民族传统的影响,形成了具有继承性、连续性的道德观念、道德意识和道德习惯。如救死扶伤、诚信无欺等,一直都是医药人员的基本道德要求。

2. 参考答案:有助于建设社会主义精神文明;有利于提高医药人员素质和服务质量;有利于医药事业的健康发展。

举例:由于医药行业的特殊性,普通人对药品相关知识并不十分了解,这就给了一些不法分子可乘之机。有的人见利忘义,制造、贩卖假药,甚至倒卖淘汰药品,这些行为直接损害了患者的利益,严重的甚至危害人的生命,而且也破坏了社会风气和社会主义精神文明建设。加强医药职业道德建设,可以引导医药人员塑造良好的个人品质,并同违法、违背道德的行为做斗争,有助于肃清行业不良风气,提高医药人员道德素养,推动医药行业健康发展,从而为社会精神文明建设做出贡献。

项目二　药品科研之——实事求是、勇于创新

一、简答题

1. 参考答案:

(1) 新药的发现

① 选择与确认药物作用靶点

② 确定先导化合物

③ 筛选活性化合物，确定候选药物

（2）临床前研究。候选药物确定后，新药研发就进入开发阶段，药物开发第一阶段的目标就是完成临床前的研究，必须按照《药物非临床研究质量管理规范》完成相关试验。这里涉及多学科、多岗位的工作，比如药物合成、毒理学、药理学、药代动力学、药剂学、药物分析学等，要求学科之间协作完成。

（3）临床试验。药物临床试验分为Ⅰ期临床试验、Ⅱ期临床试验、Ⅲ期临床试验、Ⅳ期临床试验以及生物等效性试验。根据药物特点和研究目的，研究内容包括临床药理学研究、探索性临床试验、确证性临床试验和上市后研究。

（4）新药申请与上市。完成临床试验并分析所有资料及数据，并证明药物的安全性和有效性，新药申请人向药品监管部门提交新药申请，并按要求提交收集到的科学资料。新药申请获得批准后，该新药即可正式上市。之后，新药申请人必须定期向药品监管部门呈交该药物的副作用情况和质量管理记录等有关资料。

2. 参考答案：

把药品科研与人民需要、国家建设、医药学发展三者紧密结合起来是当今社会主义医药道德的要求。我国经济发展的状况实力决定了医药科学要解决什么问题，要进行怎样的研究。对于药品科研人员的研究方向，发现和解决医疗卫生工作中的各种新问题、保障和增进人类的健康、推动社会主义发展，是应该首要考虑的问题；否则，药品科研就会失去社会价值和道德价值。

例子：我国著名的医药学家楼之岑教授选择课题时首先考虑人民健康和国家建设的需要，而不是片面强调和追求高深的理论。他常说："国家亟待解决的问题，就是科研首先要解决的课题。"他用实际行动为科研人员树立了榜样。

二、实例分析题

参考答案：科赫具有远大的职业理想，在科研的道路上勇于探索、不为名利、无私奉献（答案要点）。

项目三　药品生产之——质量为本、精益求精

一、简答题

1. 参考答案：GMP 指导思想：要建立一套文件化的质量保证体系，站在系统的高度，本着预防为主的思想，对药品生产全过程实施有效控制，全员参与质量形成过程。GMP 实施原则：将各种对象、各个环节用系统的方法，建立标准化、规范化的书面管理办法和操作方法，形成标准化的文件管理以取代以往的口头化的人治管理。将产品的质量与可能的风险在文件设计形成过程中得到充分、适宜的考虑，将产品质量设计表达为文件形式。然后严格按照文件的规定开展每一项工作，贯彻和执行文件的规定和思想，并留下真实、完整的记录，并能实现过程追溯的要求。

2. 参考答案：规范操作，确保安全；诚实守信，保证质量；谦虚谨慎，团结协作；忠

于职守，勇于担责。要养成良好的个人职业习惯，具备良好的 GMP 意识、良好的卫生习惯和良好的学习习惯。

二、实例分析题

1. 参考答案：GMP 对物料的购买、存储以及物料的放行等均有明确规定，药品生产所用的原辅料、与药品直接接触的包装材料应当符合相应的质量标准，物料供应商的确定及变更应当经质量管理部门批准后方可采购，物料和产品应该有明确的批准放行的标准。案例中，涉事企业生产和质量管理混乱，原料的供应商没有严格审核、企业质量检验环节失控。相关人员的职业道德缺乏，导致毒胶囊进入生产环节并流通。

2. 参考答案：作为药品生产企业，牢固树立药品生产企业是药品质量的第一责任人，对生产药品的质量负全责。提高企业 GMP 的整体意识，企业所有部门都牢固树立质量意识，规范职业道德标准，全面提高 GMP 的意识，明确产品质量是生产出来的而不是检验出来的。企业药品原辅料的采购、使用、成品的出厂和销售全过程实行严密的控制；加强人员专业知识技能和职业道德的培训；强化 GMP 意识，严格按照 SOP 和申报的工艺规范操作。从药品监管角度来看，将药品监管的节点前移，做到事前监管与事后监管相结合，突出预防性监管的理念；加大药品上市前 GMP 的检查力度，突出对医药企业检查的力度和时效；适当提高行业准入门槛等。

项目四　药品经营之——文明经营、一诺千金

一、简答题

1. 参考答案：

药品经营是一项复杂的过程和体系，管理难度大，与其他商品相比，主要具有以下特点：

（1）药品经营过程中对药品质量要求高，禁止经营假劣药。

（2）药品经营环境要求严格，药品存储温度、湿度要求高，经营过程中不得出现合格药品变质现象。

（3）药品品种、规格很多，分类复杂，对从业人员的专业要求高。

（4）参与药品经营的机构、人员很多，是否有依法注册的药品经营人员是保证药品质量的关键。

（5）药品定价和价格控制难度大。

（6）药品广告宣传要求高，虚假、误导的药品广告将产生严重后果。

2. 参考答案：药品经营人员要有职业良心，信守承诺；要依法执业，质量第一；要进德修业，珍视声誉。

二、实例分析题

参考答案：首先要诚实守信、重视承诺；其次是依法经营，不能触犯法律规定；再次就是要专业经营，要利用先进的信息化技术和过硬的药学知识技能，把药品高效、准确配送到合适的环节、领域，发挥药品治病救人、维护健康的作用。

项目五　药学服务之——急人所难、救死扶伤

简答题

1. 参考答案：药学服务领域的职业活动，担负着维护人民健康的特殊使命，与人民的生命、生活质量有着密切的联系，是特殊且非常重要的社会职业领域。这种特殊性和重要性，决定着药学服务职业道德规范有着自己特殊的道德原则和道德规范的具体内容。药学服务人员素质与治疗效果密切相关。药品调剂是一项体力劳动和脑力劳动均十分重要的岗位，它直接影响着药品的临床疗效，只有具备很好的职业道德与素养，才能把好药品质量的关键一环，使药物达到应有的临床效果。药学服务人员在实践中不断学习新经验、新知识，求实创新，以病人的生命健康和满意高于一切为宗旨，加强行风建设，健全规章制度，完善技术规范，提高质量意识、责任意识。目前社会上公用的人性化服务，就是用职业道德规范来规范人员的服务行为。药学服务人员只有不断提高自己的职业道德水平和文化素质，拓宽自己的知识结构和能力，把为患者提供优质服务的理念变成自觉行动，才能为广大患者提供优质服务。

2. 参考答案：
(1) 救死扶伤，不辱使命
(2) 尊重患者，平等相待
(3) 进德修业，珍视声誉
(4) 尊重同仁，密切协作

项目六　医药职业道德践行

实例分析题

1. 参考答案：可以从问题识别、问题分析、问题解决三个步骤以及在问题解决过程中所需要的医药职业道德等方面进行论述（答案要点）。

2. 参考答案：可以从沟通在职场的重要性、沟通的技巧以及沟通能力培养等方面进行论述（答案要点）。

3. 参考答案：可以从团队合作在医药行业的重要性以及团队精神的培养等方面进行论述（答案要点）。

附录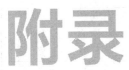

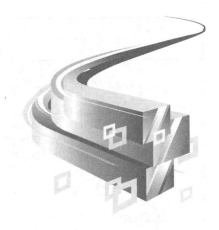

附录一　医药职业道德学习任务单

任务名称	任务一　学习我国传统中医药文化					
班级	姓名(小组成员)					
目标文化						
任务要求	1. 阅读我国传统中医药文化相关知识 2. 总结我国传统中医药文化并撰写感想及心得					
传统中医药 文化简介						
感想及心得						
评价反馈	评价等级	优秀	良好	中等	及格	不及格
	学生自评					
	小组互评					
	教师评价					

任务名称	任务二　药品生产企业调查				
班级	姓名(小组成员)				
目标企业					
任务要求	1. 各小组查找一个药品生产企业,介绍企业概况和企业文化 2. 从医药职业道德角度分析企业文化 3. 撰写感想及心得				
企业概况					
企业文化					
从医药职业道德角度 分析企业文化					
感想及心得					
评价反馈	评价等级	优秀	良好	中等	及格	不及格
	学生自评					
	小组互评					
	教师评价					

任务名称		任务三　医药商业企业调查				
班级		姓名(小组成员)				
目标企业						
任务要求		1. 各小组查找一个医药商业企业,介绍企业概况和企业文化 2. 从医药职业道德角度分析企业文化 3. 撰写感想及心得				
企业概况						
企业文化						
从医药职业道德角度 分析企业文化						
感想及心得						
评价反馈	评价等级	优秀	良好	中等	及格	不及格
	学生自评					
	小组互评					
	教师评价					

任务名称	任务四　药品科研领域道德模范调查				
班级		姓名(小组成员)			
目标人物					
任务要求	1. 各小组查找药品科研领域道德模范并进行人物事迹简介 2. 从医药职业道德角度进行人物分析 3. 撰写感想及心得				
人物简介					
主要事迹					
从医药职业道德角度 进行人物分析					
感想及心得					
评价反馈	评价等级	优秀	良好	中等	及格	不及格
	学生自评					
	小组互评					
	教师评价					

任务名称	任务五　药品生产领域道德模范调查				
班级	姓名(小组成员)				
目标人物					
任务要求	1. 各小组查找药品生产领域道德模范并进行人物事迹简介 2. 从医药职业道德角度进行人物分析 3. 撰写感想及心得				
人物简介					
主要事迹					
从医药职业道德角度 进行人物分析					
感想及心得					
评价反馈	评价等级	优秀	良好	中等	及格	不及格
	学生自评					
	小组互评					
	教师评价					

任务名称	任务六　药品经营领域道德模范调查		
班级		姓名(小组成员)	
目标人物			
任务要求	1. 各小组查找药品经营领域道德模范并进行人物事迹简介 2. 从医药职业道德角度进行人物分析 3. 撰写感想及心得		
人物简介			
主要事迹			
从医药职业道德角度 进行人物分析			
感想及心得			

评价反馈	评价等级	优秀	良好	中等	及格	不及格
	学生自评					
	小组互评					
	教师评价					

任务名称	任务七　药学服务领域道德模范调查					
班级		姓名(小组成员)				
目标人物						
任务要求	1. 各小组查找药学服务领域道德模范并进行人物事迹简介 2. 从医药职业道德角度进行人物分析 3. 撰写感想及心得					
人物简介						
主要事迹						
从医药职业道德角度 进行人物分析						
感想及心得						
评价反馈	评价等级	优秀	良好	中等	及格	不及格
	学生自评					
	小组互评					
	教师评价					

任务名称	任务八　药品生产企业违法案例调查及分析				
班级		姓名(小组成员)			
目标企业					
任务要求	1. 各小组查找药品生产企业违法案例并进行介绍 2. 从医药职业道德角度分析该企业缺失哪些职业道德 3. 撰写感想及心得				
案例简介					
从医药职业道德角度分析该企业缺失哪些职业道德					
感想及心得					
评价反馈	评价等级	优秀	良好	中等	及格	不及格
	学生自评				
	小组互评				
	教师评价				

任务名称	任务九　医药商业企业违法案例调查及分析		
班级		姓名(小组成员)	
目标企业			
任务要求	1. 各小组查找医药商业企业违法案例并进行介绍 2. 从医药职业道德角度分析该企业缺失哪些职业道德 3. 撰写感想及心得		
案例简介			
从医药职业道德角度分析该企业缺失哪些职业道德			
感想及心得			

	评价等级	优秀	良好	中等	及格	不及格
评价反馈	学生自评					
	小组互评					
	教师评价					

任务名称	任务十　药学服务领域违法案例调查及分析				
班级		姓名（小组成员）			
调查目标					
任务要求	1. 各小组查找药学服务领域违法案例并进行介绍 2. 从医药职业道德角度分析该企业缺失哪些职业道德 3. 撰写感想及心得				
案例简介					
从医药职业道德角度分析该企业缺失哪些职业道德					
感想及心得					

评价反馈	评价等级	优秀	良好	中等	及格	不及格
	学生自评					
	小组互评					
	教师评价					

任务名称	任务十一　查阅医药职业道德文献				
班级		姓名(小组成员)			
目标文献					
任务要求	1. 各小组查阅医药职业道德文献并进行介绍 2. 撰写感想及心得				
文献简介					
感想及心得					
评价反馈	评价等级	优秀	良好	中等	及格	不及格
	学生自评					
	小组互评					
	教师评价					

任务名称	任务十二　主题演讲				
班级		姓名（小组成员）			
目标主题					
任务要求	1. 撰写演讲稿 2. 进行主题演讲				
主题分析					
演讲稿					
评价反馈	评价等级	优秀	良好	中等	及格	不及格
	学生自评					
	小组互评					
	教师评价					

任务名称	任务十三 学习《新时代公民道德建设实施纲要》				
班级	姓名（小组成员）				
参考网址	http://www.gov.cn/zhengce/2019-10/27/content_5445556.htm				
任务要求	1. 阅读《新时代公民道德建设实施纲要》 2. 总结《新时代公民道德建设实施纲要》中有关职业道德的相关要求，撰写感想及心得				
《新时代公民道德建设实施纲要》中有关职业道德的相关要求					
感想及心得					
评价反馈	评价等级	优秀	良好	中等	及格	不及格
	学生自评				
	小组互评				
	教师评价				

附录二　我国医药相关法律及规范

一、《中华人民共和国药品管理法》

全国人民代表大会常务委员会.《中华人民共和国药品管理法》（中华人民共和国主席令第 31 号）

二、《涉及人的生物医学研究伦理审查办法》

国家卫生和计划生育委员会.《涉及人的生物医学研究伦理审查办法》（2016 年修订）（国家卫生和计划生育委员会令第 11 号）

三、《药品注册管理办法》

国家药品监督管理局.《药品注册管理办法》（2020 年修订）（国家市场监督管理总局令第 27 号）

四、《药物临床试验管理规范》

国家药品监督管理局.药物临床试验管理规范（2020 年修订）

五、《药品生产质量管理规范》

国家药品监督管理局.《药品生产质量管理规范》（2010 年修订）（卫生部令第 79 号）

六、《药品经营质量管理规范》

国家药品监督管理局.《药品经营质量管理规范》（2016 年修订）

七、《新时代公民道德建设实施纲要》

中共中央　国务院印发（2019 年）

附录三　医药相关学习资料

一、医药相关知识

药品，是指用于预防、治疗、诊断人的疾病，有目的地调节人的生理机能并规定有适应证或者功能主治、用法和用量的物质，包括中药、化学药和生物制品等。

有下列情形之一的，为假药：

（一）药品所含成分与国家药品标准规定的成分不符；

（二）以非药品冒充药品或者以他种药品冒充此种药品；

（三）变质的药品；

（四）药品所标明的适应证或者功能主治超出规定范围。

有下列情形之一的，为劣药：

（一）药品成分的含量不符合国家药品标准；

（二）被污染的药品；

（三）未标明或者更改有效期的药品；

（四）未注明或者更改产品批号的药品；

（五）超过有效期的药品；

（六）擅自添加防腐剂、辅料的药品；

（七）其他不符合药品标准的药品。

禁止未取得药品批准证明文件生产、进口药品；禁止使用未按照规定审评、审批的原料药、包装材料和容器生产药品。

二、医药相关组织

基本的药事组织类型有下列 5 类。

1. 药品生产、经营组织

药品生产、经营组织是典型的药事组织结构类型，在我国称作"药品生产企业"（即药厂、制药公司）以及"药品经营企业"（即药品批发或零售企业、药店）。

2. 事业性药房组织

事业性药房组织是指医疗机构内以服务病人为中心，临床药学为基础，促进临床科学、合理用药的药学技术服务和相关的药品管理工作的药学部门，常称作药剂科，现普遍称为"药学部"。

3. 药学教育和科研组织

药学教育组织的主要功能是教育，为维持和发展药学事业培养药师、药学家、药学工程师、药学企业家和药事管理的专门技术人才。

药学科研组织的主要功能是研究开发新药、改进现有药品，以及围绕药品和药学的发展进行基础研究，提高创新能力，发展药学事业。

4. 药品管理的行政组织

药品管理的行政组织是指政府机构中管理药品和药学企事业组织的国家行政机构。其功能是代表国家对药品和药学事业组织进行监督管理；制定宏观政策，对药事组织发挥引导作用，以保证国家意志的执行。因此，这类行政组织又分为药品监督管理行政组织和药品行业规划管理行政组织。

5. 药事社会团体、学术组织

药学行业协会、学术组织在药事组织兴起和形成过程中，发挥了统一行为规范、监督管理、联系与协调的积极作用，推动了药学事业的发展。

三、知名医药工业企业

1. 国内大型医药企业一：北京同仁堂（集团）有限责任公司

该企业是中药行业著名的老字号。创建于清康熙八年（1669年），在三百多年的历史长河中，历代人恪守"炮制虽繁必不敢省人工，品味虽贵必不敢减物力"的传统古训，树立"修合无人见，存心有天知"的自律意识，确保了同仁堂金字招牌的长盛不衰。

2. 国内大型医药企业二：云南白药集团股份有限公司

该企业经过30多年的发展，已从一个资产不足300万元的生产企业成长为一个总资产76.3亿多，总销售收入逾100亿元（2010年末），经营涉及化学原料药、化学药制剂、中成药、中药材、生物制品、保健食品、化妆品及饮料的研制、生产及销售；医疗器械（二类、医用敷料类、一次性使用医疗卫生用品），日化用品等领域的云南省实力最强、品牌最优的大型医药企业集团。

3. 国内大型医药企业三：广州白云山制药股份有限公司

该企业是于1992年经广州市经济体制改革委员会穗改股字［1992］11号文批准，在原广州白云山企业集团有限公司属下广州白云山制药总厂等五家制药厂的基础上改组成立的股份有限公司，并按国家体改委体改生［1992］31号文件确立为规范化的股份制企业。

4. 国内大型医药企业四：修正药业集团

该企业是集科研、生产、营销于一体的大型现代化民营企业，集团总部设在长春，营销总部设在北京。产业布局已从医药名城通化，延伸到柳河、双阳、长春、北京、四川、南昌等地。总占地面积117万平方米，总建筑面积39万平方米。集团下辖66个全资子公司，有员工80000余人，资产总额75亿元。

5. 国内大型医药企业五：哈药集团有限公司

该企业融医药制造、贸易、科研于一体，主营业务涵盖抗生素、化学药物制剂、非处方药品及保健食品、中药、生物工程药品、动物疫苗及兽药、医药流通七大产业领域。

6. 国内大型医药企业六：上海医药（集团）有限公司

该企业拥有中央研究院以及3家国家级技术中心和14家省（市）级技术中心，与中科院药物所等80多家著名科研院所建立长期战略合作关系，已成功研发国家级新药277个，申报十余项国家"重大新药创制"科技重大专项。

7. 国内大型医药企业七：新华鲁抗药业集团有限公司

该企业是中国重要的抗生素生产基地，国有大型企业。公司总资产38亿元，拥有9家控股子公司、一家上市公司，现有员工7000余人。

8. 国内大型医药企业八：扬子江药业集团有限公司

该企业创建于1971年，是一家产学研相结合、科工贸一体化的国家大型医药企业集团，是"药物制剂新技术国家重点实验室"依托建设单位。

9. 国内大型医药企业九：天士力控股集团有限公司

该企业创建于 1994 年，是以大健康产业为主线，以生物医药产业为核心，以健康保健产业、医疗与健康服务产业为两翼的高科技国际化企业集团。

四、知名医药商业企业

1. 知名医药商业企业一：国药控股有限公司

该企业成立于 2003 年 1 月，是由中央直属的我国最大的医药企业集团——中国医药集团总公司与上海复星高科技（集团）有限公司共同出资组建的跨所有制、跨地域的大型医药集团性企业。它拥有北京、天津、上海、广州、沈阳、西北、湖北、南宁、柳州等全资及控股子公司；拥有跨省市零售连锁经营的国大药房；形成产品经营、资产经营、资本经营并举的整体强势，进一步建立和完善批发分销、市场代理、国际贸易及零售连锁四大营销体系。50 多年来，在国内重大灾疫情、突发性危急事件中，成为第一时间急供药械、拯救生命、维护社会安定的生力军，被誉为"关爱生命的守护神"。企业理念——关爱生命、呵护健康。

2. 知名医药商业企业二：华润医药商业集团有限公司

该企业主要从事医药商品营销、物流配送以及提供医药供应链解决方案服务。公司与国内外近万家医药生产企业保持着长期稳定的合作关系，建有以北京为中心覆盖全国 28 个省（自治区、直辖市）330 余家子公司，主要服务于全国各级医疗机构、医药商业批发企业和零售药店。它坚持"做实、做强、做大、做好、做长"的企业发展理念，以信息化支撑全部业务流程和管理，建有全国首家现代医药物流配送中心、全国药品流通行业的第一家恒温恒湿冷库，并拥有自主知识产权的仓储管理系统（WMS），实行集团化现代物流管理系统，为近万家上游供货商及超过 9 万家下游客户提供高度专业化且高效的医药商品物流配送、营销推广以及其他创新增值服务。医院物流智能一体化增值服务（HLI-Hospital Logistics Intelligence）将专业化的医药物流管理体系延伸到医院，提供一个更高效、便捷、低成本的管理解决方案。统一零售品牌德信行，高值药品直送服务模式（DTP-Direct To Patient）使知名跨国医药公司的高端特药产品直接服务于消费者。文化是企业持续发展的命脉，它秉承"拓展医药保健事业空间，提高生命健康保障"的企业使命，牢固树立"诚实守信、业绩导向、以人为本、创新发展"的核心价值观，弘扬"务实、专业、协同、奉献"的企业精神，建设具有高尚道德、敬业精神、不怕困难、勇于拼搏的团队，把企业做实、做强、做大、做好、做长。

3. 知名医药商业企业三：上海控股有限公司

该企业直属上海医药集团股份有限公司，是一家以药品分销为核心的全国性现代医药供应链服务企业，经营中心网络遍布全国 17 个省市。上药控股以全国性的终端网络为基础，着力推进医院供应链服务，发展"新分销新零售"，构建新的产业优势。公司分销网络覆盖全国 30000 多家的医疗机构终端，依靠强大的终端网络和服务创新，具备有利的行业优势，并在高端耗材、DTP（高值药品直送）及 SPD（医院供应链延伸服务）等新业务领域具备强大的产业竞争力。上药控股秉承精益管理的传统，全面推进精益六西格玛管理，不断优化内部供应链，构建卓越运营体系。以品类管理为导向，拓展产品集合，经营药品两万余种，与世界前 20 位制药跨国公司建立了重要合作伙伴关系，基本实现工信部前 100 强制药企业品种全覆盖。

4. 知名医药商业企业四：九州通医药集团股份有限公司

该企业是一家以药品、医疗器械、生物制品、保健品等产品批发、零售连锁、药品生产与研发及有关增值服务为核心业务的大型企业集团，是中国医药商业领域具有全国性网络的少数几家企业之一；已连续多年位列中国医药商业企业前列，中国民营医药商业企业第1位，入围中国企业500强；并于2010年11月2日在上海证券交易所挂牌上市。九州通以医药分销为主业，以医药物流配送、电子商务、零售连锁为主要经营模式，为上下游客户提供差异化、增值服务，辅以支持医药商业的相关产业。

附录四　高等医药院校学生行为规范（试行）

高等医药院校的学生是我国社会主义医药事业的重要后备力量，毕业后将从事拯救生命、保护人民健康的崇高职业。为了培养他们成为德、智、体全面发展的社会主义建设者、接班人和品德高尚的医师，除要求遵守国家教委颁发的《高等学校学生行为准则》外，还须要求他们自觉遵守以下行为规范。

1. 立志献身于祖国医药卫生事业，救死扶伤，实行革命的人道主义。培养高尚的医药职业道德，以白求恩为榜样，全心全意为人民服务。

2. 学习和宣传我国医药卫生工作方针、人口政策及各项卫生和药政法规。

3. 刻苦钻研业务，掌握医药科学的基础理论、基本知识、基本技能，努力做到政治坚定、技术优良。

4. 要视病人如亲人，不可为学习技术增加病人痛苦，影响病人康复；要严格保守病人信托的一切秘密和隐衷；要学会做病人的思想工作，帮助他们解除因疾病造成的心理负担，增强战胜疾病的信心。

5. 培养严谨的科学作风，严格执行医药技术操作常规。

6. 勤俭节约，合理使用实验动物及各种实验材料，珍惜和爱护实验标本和教学、科研、医疗设备。

7. 廉洁克己，不借实习之便弄虚作假，谋取私利。

8. 严格遵守实习单位的各项规章制度，尊重指导教师，认真完成实习任务。

9. 积极参加医护劳动和社会预防医疗工作，提高实践能力，了解卫生医药国情，增强社会责任感。

10. 服从国家分配，为解决我国农村、基层缺医少药的现状到祖国最需要的地方去。

——国家教委高教司［1991］106号

附录五　中国古代著名医药学家及道德文献

一、中国古代著名医药学家与医药学名著

1. 先秦时期

扁鹊是战国时期最著名的医生，后代把他奉为"脉学之宗"，他采用望闻问切四诊法，从脉象中诊断病情。切脉是扁鹊的主要成就。四诊法成为我国中医的传统诊病法，两千多年来一直为中医所沿用。

2. 两汉时期

① 战国问世、西汉编定的《黄帝内经》是我国现存较早的重要医学文献。它奠定了祖国医学的理论基础。

② 东汉的《神农本草经》是中国第一部完整的药物学著作。

③ 东汉末年的名医华佗，擅长外科手术，被人誉为"神医"，发明的麻沸散，比西方早1600多年。

④ 东汉末年的名医张仲景，被称为"医圣"，其代表作《伤寒杂病论》是后世中医的重要经典。

3. 隋唐时期

① 唐朝杰出的医学家孙思邈的《备急千金要方》，全面总结历代和当时的医药学成果，并有许多创见，在我国医药学历史上占有重要地位。

② 吐蕃名医元丹贡布编著的《四部医典》，在国内外有重要影响。

③ 唐高宗时期编修的《唐本草》，是世界上最早的、由国家颁行的药典。

4. 明清时期

明朝李时珍《本草纲目》，记载药物一千八百多种，方剂一万多个，全面总结了16世纪以前的中国医药学，被誉为"东方医药巨典"。李时珍重视实地考察和试验观察，注意运用比较方法，所以他对药物的认识和总结具有较高的科学价值。《本草纲目》对药物的分类反映了由低级到高级的生物进化观。李时珍还提出"鸟产于林，故羽似叶"的观点，反映了他在动物适应环境、相关变异以及遗传特征等方面的新认识。

二、中国古代医药道德资料

1. 留神医药

余每览越人入虢之论，望齐侯之色，未尝不慨然叹其才秀也。怪当今居世之士，曾不留神医药，精究方术，上以疗君亲之疾，下以救贫贱之厄，中以保身长全，以养其生；但竞逐荣势，企踵权豪，孜孜汲汲，惟名利是务；崇饰其末，忽弃其本，华其外而悴其内。皮之不存，毛将安附焉。卒然遭邪风之气，婴非常之疾，患及祸至，而方震栗，降志屈节，钦望巫祝，告穷归天，束手受败。赍百年之寿命，持至贵之重器，委付凡医，恣其所措。咄嗟呜呼！厥身已毙，神明消灭，变为异物，幽潜重泉，徒为啼泣。痛夫！举世昏迷，莫能觉悟，不惜其命，若是轻生，彼何荣势之云哉！而进不能爱人知人，退不能爱身知己，遇灾值祸，身居厄地，蒙蒙昧昧，蠢若游魂，哀乎！趋世之士，驰竞浮华，不固根本，忘躯徇物，危若

冰谷，至于是也。

——（东汉）张仲景《伤寒论》

2. 大医精诚

世有愚者，读方三年，便谓天下无病可治；及治病三年，乃知天下无方可用。故学者必须博极医源，精勤不倦，不得道听途说，而言医道已了，深自误哉！

凡大医治病，必当安神定志，无欲无求，先发大慈恻隐之心，誓愿普救含灵之苦。若有疾厄来求救者，不得问其贵贱贫富，长幼妍媸，怨亲善友，华夷愚智，普同一等，皆如至亲之想；亦不得瞻前顾后，自虑吉凶，护惜身命，见彼苦恼，若己有之。深心凄怆，勿避险巇、昼夜、寒暑、饥渴、疲劳，一心赴救，无作功夫形迹之心，如此可为苍生大医；反此则是含灵巨贼……其有患疮痍、下痢臭秽不可瞻视，人所恶见者，但发惭愧凄怜忧恤之意，不得起一念蒂芥之心，是吾之志也。

夫大医之体，欲得澄神内视，望之俨然；宽裕汪汪，不皎不昧。省病诊疾，至意深心；详察形候，纤毫勿失；处判针药，无得参差。虽曰病宜速救，要须临事不惑，唯当审谛覃思；不得于性命之上，率尔自逞俊快，邀射名誉，甚不仁矣！又到病家，纵绮罗满目，勿左右顾眄；丝竹凑耳，无得似有所娱；珍馐迭荐，食如无味；醽醁兼陈，看有若无。所以尔者，夫一人向隅，满堂不乐，而况病人苦楚，不离斯须；而医者安然欢娱，傲然自得。兹乃人神之所共耻，至人之所不为，斯盖医之本意也。

夫为医之法，不得多语调笑，谈谑喧哗，道说是非，议论人物，炫耀声名。訾毁诸医，自矜己德，偶然治瘥一病，则昂头戴面，而有自许之貌，谓天下无双，此医人之膏肓也！……所以医人不得恃己所长，专心经略财物，但作救苦之心……

——（唐）孙思邈《备急千金要方》

3. 智圆行方

孙思邈曰："良医导之以药石，救之以针剂，圣人和之以至德，辅之以人事，故形体有可愈之疾，天地有可消之灾。"

又曰："胆愈大而心愈小，智愈圆而行愈方"。《诗》曰："如临深渊，如履薄冰"，谓小心也；"赳赳武夫，公侯干城，"谓大胆也。"不为利回，不为义疚，行之方也；见机而作，不俟终日，智之圆也。"

——（后晋）刘昫《旧唐书·孙思邈传》

4. 素习为本

治疾者众，必以孟浪酬塞，误人者多，爱人者鲜。是则日处百方，月为千治，未尝不轻其药性，任其死生，浮华之功，于何而得？及其爱深亲属，情切友朋，患起膏肓，疴兴府俞，虽欲尽其治功，思无所出。何以故然，本不素习，卒难改变故也。

胡麻鹿藿，才救头痛之疴；麦曲芎，暂止河鱼之腹。思不出位，事局辕下，欲求反死者于玄都，扬己名于绿籍，其可得乎？

——（南朝）萧纲《梁简文帝集》

附录六　国外医药职业道德文献

一、赫尔辛基宣言（2013 年版）

《赫尔辛基宣言》全称《世界医学协会赫尔辛基宣言》，该宣言制定了涉及人体对象医学研究的道德原则，是一份包括以人作为受试对象的生物医学研究的伦理原则和限制条件，也是关于人体试验的第二个国际文件，比《纽伦堡法典》更加全面、具体和完善。

前言

1. 世界医学会（WMA）制定《赫尔辛基宣言》，是作为关于涉及人类受试者的医学研究，包括对可确定的人体材料和数据的研究，有关伦理原则的一项声明。

《宣言》应整体阅读，其每一段落应在顾及所有其他相关段落的情况下方可运用。

2. 与世界医学会的授权一致，《宣言》主要针对医生。但世界医学会鼓励其他参与涉及人类受试者的医学研究的人员采纳这些原则。

一般原则

3. 世界医学会的《日内瓦宣言》用下列词语约束医生："我患者的健康是我最首先要考虑的。"《国际医学伦理标准》宣告："医生在提供医护时应从患者的最佳利益出发。"

4. 促进和保护患者的健康，包括那些参与医学研究的患者，是医生的责任。医生的知识和良心应奉献于实现这一责任的过程。

5. 医学的进步是以研究为基础的，这些研究必然包含了涉及人类受试者的研究。

6. 涉及人类受试者的医学研究，其基本目的是了解疾病的起因、发展和影响，并改进预防、诊断和治疗干预措施（方法、操作和治疗）。即使对当前最佳干预措施也必须通过研究，不断对其安全性、效果、效率、可及性和质量进行评估。

7. 医学研究应符合的伦理标准是，促进并确保对所有人类受试者的尊重，并保护他们的健康和权利。

8. 若医学研究的根本目的是为产生新的知识，则此目的不能凌驾于受试者个体的权利和利益之上。

9. 参与医学研究的医生有责任保护受试者的生命、健康、尊严、公正、自主决定权、隐私和个人信息。保护受试者的责任必须由医生或其他卫生保健专业人员承担，决不能由受试者本人承担，即使他们给予同意的承诺。

10. 医生在开展涉及人类受试者的研究时，必须考虑本国伦理、法律、法规所制定的规范和标准，以及适用的国际规范和标准。本《宣言》所阐述的任何一项受试者保护条款，都不能在国内或国际伦理、法律、法规所制定的规范和标准中被削减或删除。

11. 医学研究应在尽量减少环境损害的情况下进行。

12. 涉及人类受试者的医学研究必须由受过适当伦理和科学培训，且具备资质的人员来开展。对患者或健康志愿者的研究要求由一名能胜任的并具备资质的医生或卫生保健专业人员负责监督管理。

13. 应为那些在医学研究中没有被充分代表的群体提供适当的机会，使他们能够参与到研究之中。

14. 当医生将医学研究与临床医疗相结合时，只可让其患者作为研究受试者参加那些于潜在预防、诊断或治疗价值而言是公正的，并有充分理由相信参与研究不会对患者健康带来负面影响的研究。

15. 必须确保因参与研究而受伤害的受试者得到适当的补偿和治疗。

风险、负担和获益

16. 在医学实践和医学研究中，绝大多数干预措施具有风险，并有可能造成负担。

只有在研究目的的重要性高于受试者的风险和负担的情况下，涉及人类受试者的医学研究才可以开展。

17. 所有涉及人类受试者的医学研究项目在开展前，必须认真评估该研究对个人和群体造成的可预见的风险和负担，并比较该研究为他们或其他受影响的个人或群体带来的可预见的益处。

必须考量如何将风险最小化。研究者必须对风险进行持续监控、评估和记录。

18. 只有在确认对研究相关风险已做过充分的评估并能进行令人满意的管理时，医生才可以参与到涉及人类受试者的医学研究之中。

当发现研究的风险大于潜在的获益，或已有决定性的证据证明研究已获得明确的结果时，医生必须评估是继续、修改还是立即结束研究。

弱势的群体和个人

19. 有些群体和个人特别脆弱，更容易受到胁迫或者额外的伤害。

所有弱势的群体和个人都需要得到特别的保护。

20. 仅当研究是出于弱势人群的健康需求或卫生工作需要，同时又无法在非弱势人群中开展时，涉及这些弱势人群的医学研究才是正当的。此外，应该保证这些人群从研究结果，包括知识、实践和干预中获益。

科学要求和研究方案

21. 涉及人类受试者的医学研究必须符合普遍认可的科学原则，这应基于对科学文献、其他相关信息、足够的实验和适宜的动物研究信息的充分了解。实验动物的福利应给予尊重。

22. 每个涉及人类受试者的研究项目的设计和操作都必须在研究方案中有明确的描述。

研究方案应包括与方案相关的伦理考量的表述，应表明本《宣言》中的原则是如何得到体现的。研究方案应包括有关资金来源、申办方、隶属机构、潜在利益冲突、对受试者的诱导，以及对因参与研究而造成的伤害所提供的治疗和/或补偿条款等。

临床试验中，研究方案还必须描述试验后如何给予适当的安排。

研究伦理委员会

23. 研究开始前，研究方案必须提交给相关研究伦理委员会进行考量、评估、指导和批准。该委员会必须透明运作，必须独立于研究者、申办方及其他任何不当影响之外，并且必须有正式资质。该委员会必须考虑到本国或研究项目开展各国的法律、法规，以及适用的国际规范和标准，但是本《宣言》为受试者所制定的保护条款决不允许被削减或删除。

该委员会必须有权监督研究的开展，研究者必须向其提供监督的信息，特别是关于严重不良事件的信息。未经该委员会的审查和批准，不可对研究方案进行修改。研究结束后，研究者必须向委员会提交结题报告，包括对研究发现和结论的总结。

隐私和保密

24. 必须采取一切措施保护受试者的隐私并对个人信息进行保密。

知情同意

25. 个人以受试者身份参与医学研究必须是自愿的。尽管与家人或社区负责人进行商议可能是恰当的，但是除非有知情同意能力的个人自由地表达同意，不然他/她不能被招募进入研究项目。

26. 涉及人类受试者的医学研究，每位潜在受试者必须得到足够的信息，包括研究目的、方法、资金来源、任何可能的利益冲突、研究者组织隶属、预期获益和潜在风险、研究可能造成的不适等任何与研究相关的信息。受试者必须被告知其拥有拒绝参加研究的权利，以及在任何时候收回同意退出研究而不被报复的权利。特别应注意为受试者个人提供他们所需要的具体信息，以及提供信息的方法。

在确保受试者理解相关信息后，医生或其他合适的、有资质的人应该设法获得受试者自由表达的知情同意，最好以书面形式。如果同意不能以书面形式表达，那么非书面的同意必须进行正式记录并有证明人在场。

必须向所有医学研究的受试者提供获得研究预计结果相关信息的选择权。

27. 如果潜在受试者与医生有依赖关系，或有被迫表示同意的可能，在设法获得其参与研究项目的知情同意时，医生必须特别谨慎。在这种情况下，知情同意必须由一位合适的、有资质的、且完全独立于这种关系之外的人来获取。

28. 如果潜在受试者不具备知情同意的能力，医生必须从其法定代理人处设法征得知情同意。这些不具备知情同意能力的受试者决不能被纳入到对他们没有获益可能的研究之中，除非研究的目的是为了促进该受试者所代表人群的健康，同时研究又不能由具备知情同意能力的人员代替参与，并且研究只可能使受试者承受最小风险和最小负担。

29. 当一个被认为不具备知情同意能力的潜在受试者能够表达是否参与研究的决定时，医生在设法征得其法定代理人的同意之外，还必须征询受试者本人的这种表达。受试者的异议应得到尊重。

30. 当研究涉及身体或精神上不具备知情同意能力的受试者时（比如无意识的患者），只有在阻碍知情同意的身体或精神状况正是研究目标人群的一个必要特点的情况下，研究方可开展。在这种情况下，医生必须设法征得法定代理人的知情同意。如果缺少此类代理人，并且研究不能被延误，那么该研究在没有获得知情同意的情况下仍可开展，前提是参与研究的受试者无法给予知情同意的具体原因已在研究方案中被描述，并且该研究已获得伦理委员会批准。即便如此，仍应尽早从受试者或其法定代理人那里获得继续参与研究的同意意见。

31. 医生必须完全地告知患者在医疗护理中与研究项目有关的部分。患者拒绝参与研究或中途退出研究的决定，绝不能妨碍患者与医生之间的关系。

32. 对于使用可辨识的人体材料或数据的医学研究，通常情况下医生必须设法征得对收集、分析、存放和/或再使用这些材料或数据的同意。有些情况下，同意可能难以或无法获得，或者为得到同意可能会对研究的有效性造成威胁。在这些情况下，研究只有在得到一个伦理委员会的审查和批准后方可进行。

安慰剂使用

33. 一种新干预措施的获益、风险、负担和有效性，必须与已被证明的最佳干预措施进行对照试验，除非在下列情况下：

在缺乏已被证明有效的干预措施的情况下，在研究中使用安慰剂或无干预处理是可以接受的；

或者有强有力的、科学合理的方法论支持的理由相信，使用任何比现有最佳干预低效的干预措施、或使用安慰剂、或无干预处理对于确定一种干预措施的有效性和安全性是必要的。

并且接受任何比现有最佳干预低效的干预措施、或使用安慰剂、或无干预处理的患者，不会因未接受已被证明的最佳干预措施而遭受额外的、严重或不可逆伤害的风险。

要特别注意，对这种选择必须极其谨慎以避免滥用。

试验后规定

34. 在临床试验开展前，申办方、研究者和主办国政府应制定试验后规定，以照顾所有参加试验，并仍需要获得在试验中确定有益的干预措施的受试者。此信息必须在知情同意过程中向受试者公开。

研究的注册、出版和结果发布

35. 每项涉及人类受试者的研究在招募第一个受试者之前，必须在可公开访问的数据库进行登记。

36. 研究者、作者、申办方、编辑和出版者对于研究成果的出版和发布都有伦理义务。研究者有责任公开他们涉及人类受试者的研究结果，并对其报告的完整性和准确性负责。他们的报告应遵守被广泛认可的伦理指南。负面的、不确定的结果必须和积极的结果一起发表，或通过其他途径使公众知晓。资金来源、机构隶属和利益冲突必须在出版物上公布。不遵守本《宣言》原则的研究报告不应被接受发表。

临床实践中未经证明的干预措施

37. 对个体的患者进行治疗时，如果被证明有效的干预措施不存在或其他已知干预措施无效，医生在征得专家意见并得到患者或其法定代理人的知情同意后，可以使用尚未被证明有效的干预措施，前提是根据医生的判断这种干预措施有希望挽救生命、重建健康或减少痛苦。随后，应将这种干预措施作为研究对象，并对评估其安全性和有效性进行设计。在任何情况下，新信息都必须被记录，并在适当的时候公之于众。

二、纽伦堡法典

1. 受试者的自愿同意绝对必要。这意味着接受试验的人有同意的合法权利；应该处于有选择自由的地位，不受任何势力的干涉、欺瞒、蒙蔽、挟持，哄骗或者其他某种隐蔽形式的压制或强迫；对于试验的项目有充分的知识和理解，足以作出肯定决定之前，必须让他知道试验的性质、期限和目的；试验方法及采取的手段；可以预料得到的不便和危险，对其健康或可能参与实验的人的影响。确保同意的质量的义务和责任，落在每个发起、指导和从事这个实验的个人身上。这只是一种个人的义务和责任，并不是代表别人，自己却可以逍遥法外。

2. 实验应该收到对社会有利的富有成效的结果，用其他研究方法或手段是无法达到的，在性质上不是轻率和不必要的。

3. 实验应该立足于动物实验取得结果，对疾病的自然历史和别的问题有所了解的基础上，经过研究，参加实验的结果将证实原来的实验是正确的。

4. 实验进行必须力求避免在肉体上和精神上的痛苦和创伤。

5. 事先就有理由相信会发生死亡或残废的实验一律不得进行，除了实验的医生自己也成为受试者的实验不在此限。

6. 实验的危险性，不能超过实验所解决问题的人道主义的重要性。

7. 必须作好充分准备和有足够能力保护受试者排除哪怕是微之又微的创伤、残废和死亡的可能性。

8. 实验只能由科学上合格的人进行。进行实验的人员，在实验的每一阶段都需要有极高的技术和管理。

9. 当受试者在实验过程中，已经到达这样的肉体与精神状态，即继续进行已经不可能的时候，完全有停止实验的自由。

10. 在实验过程中，主持实验的科学工作者，如果他有充分理由相信即使操作是诚心诚意的，技术也是高超的，判断是审慎的，但是实验继续进行，受试者照样还要出现创伤、残废和死亡的时候，必须随时中断实验。

三、希波克拉底誓言

我把教我学艺的人当作父母，终生做他的同伴，如果他需要金钱，我分给他一部分；他的后代，我当作自己的兄弟，如果他想学艺，我一定免费教他，也不订合同；我要把一部分箴言、口头秘诀以及其他知识教给自己的儿子、师傅的儿子以及按照医门法律签过合同、宣过誓的门徒。我要按照我的能力和判断，为了病人的利益，运用一切饮食措施；我要使饮食措施不会伤人和陷于不义。如果人家想要毒人的药物，我绝不给予任何人，我也绝不对这种效应提出建议。同样，我绝不把堕胎药给予妇人。我要保护自己的生命和技艺的纯洁和神圣。我绝不开刀，即使对于结石患者也这样，但我一定乐意把这事转给从事这项工作的人。无论我上谁家的门，我一定是为病家的利益而来，绝不能有伤天害理的念头，也不能有任何恶意，特别是绝不能与人发生性关系，无论对方是自由民还是奴隶。在我行医过程中，或是行医以外看到或听到的有关人们生活的事情，绝不张扬出去，我一定把做这样的事情看成是耻辱。如果我能信守这一誓词，同时不破坏这一誓词，但愿在众人当中及未来的日子里，我的生命和医道得到光荣与信誉。如果我违背誓词和心口不一，但愿我落得相反的下场。

注：希波克拉底是古希腊医药学家，西方医药学奠基人。他改变了当时医药学界对巫术和宗教的依赖，对西方医药学的发展有重大的影响。本誓词实为希氏门人所拟，供收徒时宣誓所用，同时也成为后世许多医德准则的基础。近代多国医药学生毕业时，举行宣誓仪式多以本文或稍加修改作为誓词。

参 考 文 献

[1] 朱琼瑶.医药职业道德概论［M］.北京：中国医药科技出版社，1989.

[2] 焦诠.药业道德［M］.南京：江苏科学技术出版社，2002.

[3] 谢淑俊.医药职业道德［M］.北京：化学工业出版社，2007.

[4] 王育红，黄金宇.职业道德与药学伦理学［M］.北京：北京大学出版社，2013.

[5] 梁秀莲.医药行业职业道德与就业指导［M］.北京：中国医药科技出版社，2012.

[6] 金虹.中医药历史文化基础［M］.北京：中国中医药出版社，2018.

[7] 郑洪新，吉文辉.中医药文化基础［M］.北京：中国中医药出版社，2011.

[8] 戴宇，徐茂红.医药企业管理［M］.北京：人民卫生出版社，2018.

[9] 李岩.中医药文化在中医药院校医德教育中的价值研究［D］.郑州：河南中医药大学，2013.

[10] 新时代公民道德建设实施纲要.中共中央国务院印发（2019 年）.

[11] 国家卫生和计划生育委员会.涉及人的生物医学研究伦理审查办法（2016 年修订）（国家卫生和计划生育委员会令第 11 号）.

[12] 国家药品监督管理局.药品注册管理办法（2020 年修订）（国家市场监督管理总局令第 27 号）.

[13] 国家药监局 国家卫生健康委.药物临床试验质量管理规范（2020 年第 57 号）.

[14] 全国人民代表大会常务委员会.中华人民共和国药品管理法（中华人民共和国主席令第 31 号）［EB/OL］.(2019-8-27).

[15] 药品生产质量管理规范（2010 年修订）（卫生部令第 79 号）.

[16] 国家药品监督管理局.药品经营质量管理规范（2016 年修订）.

[17] 中国执业药师职业道德准则（2006 年 10 月发布，2009 年 6 月修订），中国药师协会.

[18] 国家食品药品监督管理总局执业药师资格认证中心.药事管理与法规［M］.北京：中国医药科技出版社，2008.

[19] 侯志飞.药学综合知识与技能［M］.2 版.北京：化学工业出版社，2018.

[20] 杨世民.药事管理学［M］.5 版.北京：人民卫生出版社，2011.

[21] 国家药监局 人力资源社会保障部.执业药师职业资格制度规定（2019-3-5）.国药监人〔2019〕12 号.

[22] 李明杰，胡玉英.药学服务的有效沟通技巧［C］.全国医院药学（药事管理）学术会议论文集，2010.

[23] 巢勤华，巢凌云，巢柳荫.药师与合理用药咨询及有效沟通［C］.2013 年中国药学大会暨第十三届中国药师周论文集，2013.

[24] 王岫.以药学职业道德规范指导中药服务工作［C］.2004 年全国中药研究暨中药房管理学术研讨会论文汇编，2004.

[25] 田大余.执业药师与职业道德建设之探讨［C］.江苏省药学大会暨江苏省药师周，2012.

[26] 王崇薇.结合高校医院特点探讨药师开展药学服务应有素质［J］.安徽卫生职业技术学院学报，2010，9（5）：103-104.

[27] 杨红玲，徐广.职业素养提升与训练［M］.2 版.大连：大连理工大学出版社，2015.